yoga

**7 minutos por dia,
7 dias na semana**

GERTRUD HIRSCHI

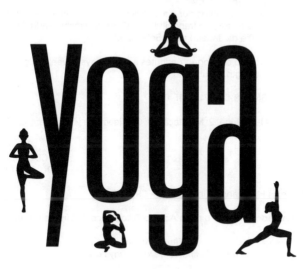

yoga

7 minutos por dia, 7 dias na semana

Tradução
Milena Vargas

1ª edição

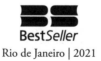

Rio de Janeiro | 2021

CIP-BRASIL. CATALOGAÇÃO NA PUBLICAÇÃO
SINDICATO NACIONAL DOS EDITORES DE LIVROS, RJ

H568y   Hirschi, Gertrud, 1944-
Yoga : 7 minutos por dia, 7 dias na semana - uma prática leve para obter plenitude, força e tranquilidade / Gertrud Hirschi ; tradução Milena Vargas. - 1. ed. - Rio de Janeiro : BestSeller, 2021.

Tradução de: Yoga : 7 minutes a day, 7 days a week - a gentle daily practice for strength, clarity, and calm

ISBN 978-65-5712-046-0

1. Hatha ioga. 2. Meditação. 3. Qualidade de vida. I. Vargas, Milena. II. Título.

21-70977

CDD: 613.7046
CDU: 233-852.5Y

Camila Donis Hartmann - Bibliotecária - CRB-7/6472

Texto revisado segundo o novo Acordo Ortográfico da Língua Portuguesa.

Título original
Yoga: 7 Minutes a Day, 7 Days a Week

Copyright © 2017 by Gertrud Hirschi

Copyright da tradução © 2021 by Editora Best Seller Ltda.

Revisão técnica: Livia Vargas

Aviso legal: As instruções publicadas neste livro foram cuidadosamente pensadas e revisadas, sendo fornecidas sem garantias de resultados. A autora e a editora se isentam de qualquer responsabilidade por eventuais lesões ou danos físicos. Um médico deverá ser consultado antes da prática de exercícios.

Todos os direitos reservados. Proibida a reprodução, no todo ou em parte, sem autorização prévia por escrito da editora, sejam quais forem os meios empregados.

Direitos exclusivos de publicação em língua portuguesa para o Brasil adquiridos pela EDITORA BEST SELLER LTDA.
Rua Argentina, 171, parte, São Cristóvão
Rio de Janeiro, RJ – 20921-380
que se reserva a propriedade literária desta tradução

Impresso no Brasil

ISBN 978-65-5712-046-0

Seja um leitor preferencial Record.
Cadastre-se no site www.record.com.br e receba informações sobre nossos lançamentos e nossas promoções.

Atendimento e venda direta ao leitor
sac@record.com.br

Sumário

Uma introdução à prática...9

Meditações, mantras e mudras.....................................13

    Sobre as posturas do yoga.....................................17

Todos os dias são especiais...21

    Domingo — Dia do Sol...23

    Segunda-feira — Dia da Lua................................37

    Terça-feira — Dia de Marte..................................51

    Quarta-feira — Dia de Mercúrio.........................65

    Quinta-feira — Dia de Júpiter.............................79

    Sexta-feira — Dia de Vênus................................93

    Sábado — Dia de Saturno..................................107

Sete semanas mágicas..121

    Semana 1 — Organização..................................125

    Semana 2 — Foco...129

    Semana 3 — Criatividade...................................131

    Semana 4 — Análise...133

    Semana 5 — Generosidade................................135

    Semana 6 — Celebração....................................137

    Semana 7 — Espiritualidade..............................139

Conclusão: Fases da vida..141

Correspondências diárias...145

Índice de posturas de yoga...147

O caminho leva do inatingível para o atingível.

UMA INTRODUÇÃO À PRÁTICA

Vinte anos atrás, eu criei um livreto em que descrevia brevemente as qualidades que associo a cada dia da semana, e sugeri exercícios de yoga correspondentes e um guia diário de meditação para cada dia. Recebi um feedback muito positivo e este livro expande essa abordagem, fornecendo um programa de exercícios de yoga que você pode praticar durante sete minutos por dia, sete dias por semana, para plenitude, força e tranquilidade.

Não importa se você é jovem ou velho, os exercícios de yoga que apresento aqui são simples e podem ser realizados independentemente de suas limitações. Seu corpo vai reagir com mais energia, flexibilidade e emoções positivas.

Meditação regular também é uma parte da terapia do yoga. A meditação conecta a consciência humana ao universo. Ao ser usada junto dessas práticas de yoga diárias, a meditação se torna uma fonte de segurança, confiança, serenidade, bem--estar, paz interior e liberdade.

Por muitos anos, eu me perguntei o que torna as pessoas felizes e o que dá sentido às suas vidas. Ficou evidente para mim que, na nossa vida, nada sobre-humano é esperado de nós. Pessoas satisfeitas, bem-sucedidas e felizes têm planos para suas vidas e estão sempre estabelecendo novos objetivos — sejam eles simples ou complexos. Quando atingem um objetivo, passam para o próximo, passo a passo. Pessoas felizes são pacientes, flexíveis, comprometidas e constantes. Elas também prestam muita atenção às próprias circunstâncias, ao a*qui e agora.*

Acima de tudo, pessoas felizes são capazes de seguir em frente e simplesmente confiar em algo maior do que elas mesmas. Espero que este livro seja um guia constante para você, e que os exercícios o beneficiem e lhe tragam alegria.

— Gertrud Hirschi

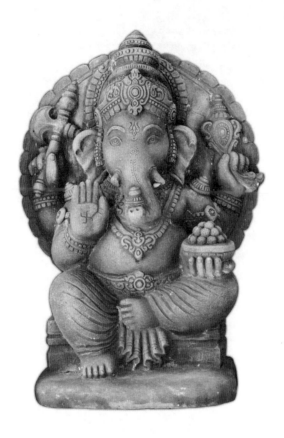

Ganesha é a divindade da primavera, dos recomeços e do sucesso. Que lhe traga prosperidade e alegria.

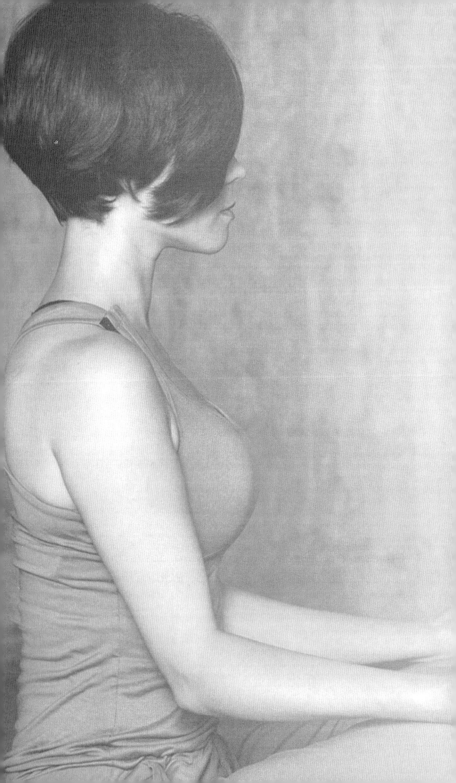

MEDITAÇÕES, MANTRAS E MUDRAS

A vida sempre nos apresenta novos obstáculos e desafios. A prática de yoga não impede que isso aconteça, mas, com uma percepção da vida orientada pelo yoga, nós podemos lidar com eles e superá-los. Meditação, mantras e mudras regulares e bem praticados são cruciais para esta terapia do yoga; nós nos voltamos para dentro através da respiração, que nos leva em direção ao *mindfulness*, também conhecido como atenção plena. Cada uma das sete sequências de yoga neste livro incluirá meditação, mantras e mudras.

MEDITAÇÃO

Meditação tem a ver com descanso, contemplação, busca de conhecimentos e previsões, e tudo isso pode aliviar consideravelmente o estresse em nossa vida e nos transformar em pessoas sensíveis que não ajudam apenas a si mesmas, mas também aqueles que necessitam.

Os benefícios das sequências de yoga neste livro são muitos; entre eles, fortalecimento mental e emocional, iluminação espiritual e um aumento da consciência. Esses dons podem ser aplicados às nossas meditações a fim de desenvolver estratégias para criar e alcançar nossos objetivos de vida ou simplesmente para gerar um lindo momento de paz quando precisarmos.

MANTRAS

Se olharmos a meditação como a estrutura, então os mantras são as cores que usamos para a pintura. Eles melhoram a concentração, reforçam nosso poder de decisão e dão foco à nossa intenção. Ainda que, na superfície, os mantras neste livro pareçam fáceis de entender, essa pode ser uma impressão enganosa, pois o conteúdo do mantra talvez soe como algo que *desejamos* ou *gostaríamos* de ser. A repetição de mantras sem intenção ou consciência podem desencadear a sensação de estarmos apenas tentando nos enganar.

Por exemplo: digamos que você está profundamente infeliz e declara, com ousadia, *Estou feliz e contente*. Isso vai funcionar? Basta dizer isso a si mesmo até que acredite na mentira? Claro, um mantra assim não funciona como *intenção*. Há pouco tempo, aprendi um método interessante para remediar essa questão. Quem me ensinou foi o praticante Siranus Sven von Staden; ele recomenda que você recite o mantra como uma pergunta e em seguida o responda com o que surgir em sua mente. Então, o mantra transformado passaria a soar da seguinte forma: *Por que estou feliz e contente? Porque sou saudável... Porque tenho uma família... Porque tenho um lar...*

Dessa forma, podemos conectar nossa consciência com os pontos positivos e não com as faltas, de modo a iniciar o cumprimento de nosso mantra. Isso é o que se entende por intenção.

MUDRAS

Mudras são gestos espirituais específicos realizados com as mãos. No yoga, mudras com frequência são conjugados com a respiração para estimular o fluxo do *prana* — a força vital — no corpo. Neste livro, os mudras recomendados, em conjunto com as sequências de yoga, dão uma base ao exercício e despertam a energia necessária para o desenvolvimento. Todos os nossos caminhos energéticos estão conectados às emoções e estruturas de pensamento correspondentes. A energia está fraca? Bloqueada? Ou está ativada e forte?

É fácil praticar os mudras. Mantenha as mãos soltas e sem qualquer pressão nos dedos. É impossível fazer isso errado!

Recomendo iniciar com uma massagem completa nas mãos, apalpando e esfregando cada mão. Entrelace os dedos e, em seguida, deixe-os se separarem. Isso vai ativar os dez meridianos de energia que se estendem ao longo das laterais dos dedos.

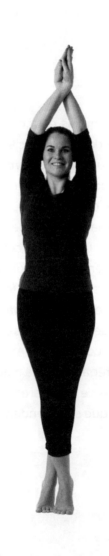

SOBRE AS POSTURAS DE YOGA

Enquanto compilava as séries de yoga para este livro, busquei incluir posturas e movimentos que proporcionariam grandes benefícios. Os sete exercícios escolhidos são simples e podem ser compreendidos e realizados por todos.

Se instruções especiais quanto à respiração não estiverem inclusas, você deve apenas permitir que seu fluxo de ar flua sem esforço.

O número especificado de repetições ou de respirações, ou a duração do tempo de cada postura, podem ser alterados a seu critério. Conforme vá se habituando aos movimentos e ao seu próprio corpo, você vai descobrir sua rotina ideal. Muitas vezes, menos pode significar mais.

Você vai notar que não incluí instruções extremamente precisas para cada postura de yoga. A correção na forma, é claro, é muito importante. Contudo, este livro é tanto para iniciantes quanto para praticantes experientes, para jovens e velhos. Algumas posturas são mais difíceis do que outras; muitas pessoas podem não ser capazes de estender os braços como indicado nas posturas de Expansão de Tórax ou do Pássaro no Ninho, e muitas outras vão achar difícil a postura da Vela.

Em todo caso, sempre leia as instruções e se posicione conforme a imagem respeitando seus limites. Sua postura não precisa ser perfeita! Praticantes experientes de yoga vão estar familiarizados com todas essas poses. Se você é um iniciante, vai perceber que, quanto mais praticar, mais forte e mais flexível vai se tornar. O mais importante é extrair os benefícios físicos, emocionais e espirituais de cada postura, que foram escolhidas especialmente para esse fim.

A POSTURA FINAL DE DESCANSO

Cada sequência diária termina com uma postura de descanso. Isso é muito importante. Depois de cada série de exercícios, você deve se posicionar de maneira confortável na postura de descanso (coloque um travesseiro sob os joelhos, se preferir) e certifique-se que está aquecido. É importante não permitir que os pensamentos vaguem ou caiam na negatividade. Em vez disso, conecte seus pensamentos de modo consciente a algo positivo ou pense em um objetivo que deseja alcançar. Você também pode recitar o mantra sugerido para acompanhar a postura.

A postura de descanso reforça o resultado final dos exercícios de yoga em todos os níveis, em um curto período.

Por favor, preste atenção às seguintes precauções:

* Não comece o exercício após uma refeição pesada.

* Estes exercícios foram criados para pessoas em boas condições de saúde. Não pratique a rotina diária se estiver doente ou tiver algum problema médico, qualquer tipo de dor nas costas ou outra lesão, instabilidade na pressão sanguínea ou fez alguma cirurgia recentemente.

FAÇA OS MOVIMENTOS CORRETAMENTE

Leia as instruções para os exercícios diários antes da prática. Isso vai ajudar você a tirar o máximo proveito dos poucos minutos por dia.

* Recomponha-se e prepare-se antes de começar a prática.

* Faça alguns exercícios de aquecimento até se sentir relaxado, solto e aquecido.

* Sempre inspire e expire pelo nariz.

* Quando estiver em uma postura, mantenha a respiração suave e consistente.

* Faça toda a série de maneira consciente e movimente-se com suavidade e devagar, em sincronia com sua respiração.

* Em posturas assimétricas, faça um número idêntico de respirações para cada lado.

* Permaneça na postura de descanso por pelo menos sete minutos depois dos exercícios. Permita-se aproveitar o relaxamento por bastante tempo. Descansar vai multiplicar os efeitos da sequência.

TODOS OS DIAS SÃO ESPECIAIS

Decida que cada dia é um recomeço e se alinhe com as novas possibilidades que cada dia pode trazer.

Deixe o passado e o futuro em seus respectivos lugares, e aproveite a mágica do momento — o aqui e agora. Não passe as noites remoendo o passado e agradeça todas as coisas boas que o dia lhe trouxe.

Os exercícios seguem uma temática harmoniosa para cada dia. Se, por um lado, as rotinas diárias são separadas; por outro, cada uma dessas sequências é equilibrada em relação a todas as outras, formando um conjunto. Cada sequência de yoga se concentra em uma área específica do corpo e nos benefícios para a saúde que se pode conseguir daquele dia em particular. Por exemplo, o domingo contém a energia do Sol, e o Sol representa o fogo e a energia vital. Portanto, no domingo, os exercícios de yoga são projetados para fortalecer seu coração — o órgão que lhe dá vida — e harmonizar seu sistema circulatório. A segunda-feira, o dia da Lua, representa suas emoções e os sistemas circulatórios do corpo — e assim por diante, ao longo dos sete dias da semana.

No fim da semana, você vai descobrir que fez algo benéfico para todas as regiões do seu corpo. E saiba que você pode repetir uma rotina por vários dias se quiser fortalecer alguma parte ou sistema específico do corpo.

Domingo

DIA DO SOL

O s antigos dedicavam o primeiro dia da semana ao Sol. Por milênios, o Sol foi um símbolo do Divino.

O domingo representa um novo dia, no qual um recomeço nos aguarda, à espreita. Tudo o que cresce e germina tem sua origem na paz e na serenidade. Pense em uma criança no útero ou em uma borboleta no casulo, em sementes no fundo da terra ou em botões de flores — tudo o que cresce e se desenvolve teve início abrigado na escuridão. Portanto, o Sol se conecta ao nascimento e ao crescimento. O Sol desperta a vida e a vida é atraída pela luz.

O Sol afeta tudo na natureza, incluindo nosso corpo, nossas emoções e nossa existência espiritual. Muitos de nós sentimos tranquilidade em uma tarde quente de verão, e isso se reflete especialmente em nossos humores e pensamentos. O Sol pode deixá-lo tão relaxado que talvez você não queira fazer o esforço de se concentrar ou levar adiante emoções mais intensas. Após esse momento de relaxamento, há um novo senso de poder criativo, novas ideias e vigor. Em muitas culturas e religiões, o domingo costumava ser um dia de descanso obrigatório. Talvez, muitos dos estresses modernos pudessem ser reduzidos se restaurássemos o domingo como dia de descanso. Não é preciso que seja religioso — simplesmente use o dia para descansar o quanto puder.

É melhor deixar um pouco de tempo no domingo para contemplar seu recomeço ou, melhor ainda, para escrever suas ideias e criar um planejamento para a semana. Isso vai ajudar você a implementar as ideias nos dias que estão por vir.

A um nível físico, o domingo corresponde ao sistema circulatório. Curandeiros chineses são conhecidos por considerar a circulação como um elemento de fogo, que, portanto, se relaciona com o Sol. Um coração enfraquecido muitas vezes causa conflitos internos, problemas de saúde e gera obstáculos para a alegria, empatia e amor. Problemas em seu coração podem influenciar sua personalidade como um todo. Quando seu coração não está em sua melhor forma, todo tipo de dificuldade vai surgir em sua vida. O estresse, um dos maiores fatores de doenças cardíacas, na maioria das vezes, faz parte da nossa maratona semanal de afazeres em casa, na escola, no trabalho e raramente podemos fazer alguma coisa para evitar estressores durante a semana. Mas e quanto aos domingos?

É fundamental que você reserve um tempo, com regularidade — e em especial aos domingos —, para uma pausa consciente. Se desfaça de todas as obrigações e relaxe. Experimente, com a melhor das intenções, aproveitar cada momento de consciência. Isso vai lhe possibilitar se tornar uma pessoa orientada pelo Sol: generosa, tolerante e empática. Faça com que todo domingo seja especial para você de acordo com o seguinte lema: *Relaxe e crie algo bonito.*

ROTINA DE EXERCÍCIOS PARA O CORAÇÃO

O Sol corresponde ao coração, à circulação e à taxa de oxigenação. A tensão pode se alastrar por trás do esterno e comprimir ou até mesmo bloquear passagens que nutrem o coração. Quando a energia do coração é enfraquecida ou restringida, a potência do coração é reduzida. Pessoas que sofrem de problemas cardíacos tenderão a cair em depressão ou terão dificuldade de encontrar alegria, compaixão e amor. Portanto, é preciso deixar explícito: *leve o Sol para dentro do seu coração.*

Os três primeiros exercícios do domingo — posturas do Moinho de Vento, da Rotação de Braços e da Torção de Tronco — aliviam a tensão na área peitoral por meio de compressão e alongamento. A postura da Lâmina ativa a energia do meridiano conhecido como Protetor do Coração. O mudra sugerido estimula suavemente toda a extensão do peito. As posturas da Cruz de Santo André e da Expansão de Tórax revigoram sua circulação.

DICAS PARA O DIA

* Não importa se você está de pé, sentado ou deitado; abra os braços como se quisesse abraçar o mundo e aproveite o momento, a sensação de vastidão, liberdade e leveza.

* Segure o dedo mínimo com quatro dedos da mão oposta, isso ativa os meridianos conhecidos como Protetor e Mestre do coração.

I. MOINHO DE VENTO

* Fique de pé em uma postura relaxada: um braço estendido à sua frente, o outro logo atrás.

* Agora, mexa-se como um moinho de vento, movimentando os braços devagar e ritmadamente, em círculos; um dos braços sobe enquanto o outro desce simultaneamente.

* O mesmo gesto deve ser repetido com o movimento dos braços na direção oposta.

* Depois de seis rotações em cada direção, termine levantando os dois braços até que seus antebraços toquem suas orelhas, e em seguida os abaixe.

2. ROTAÇÃO DE BRAÇOS

* Fique de pé, com os braços esticados e as mãos posicionadas sobre sua cabeça, dedos entrelaçados e palmas para cima.

* Inspire e estique os braços para o céu.

* Segure a respiração conforme inclina o tronco para a direita, e depois para a esquerda.

* Expire lentamente ao retornar para a posição ereta; desça as mãos entrelaçadas devagar, para uma posição de descanso em cima de sua cabeça.

* Repita quatro vezes.

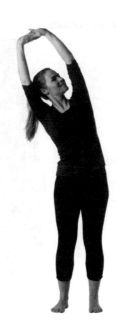

3. ROTAÇÃO DE TRONCO

* Fique de pé com os pés abertos alinhados aos ombros e mantenha a mão direita no peito.

* Inspire e levante o braço esquerdo até a altura do ombro.

* Expire e lentamente mude a direção do seu braço esquerdo, de forma que vá para a direção oposta, cruzando seu corpo.

* Repita quatro vezes.

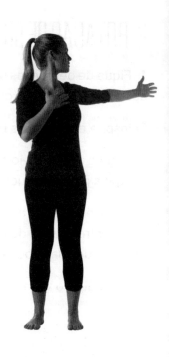

* Mude a posição das mãos e repita mais quatro vezes.

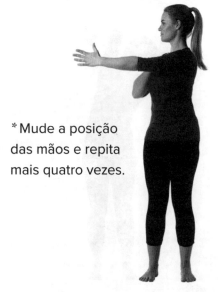

28 YOGA: 7 MINUTOS POR DIA, 7 DIAS NA SEMANA

4. LÂMINA

* Fique de pé com as pontas dos dedos das mãos pressionados contra o peito, a cabeça inclinada para a frente e os joelhos levemente dobrados.

* Inspire e jogue a cabeça para trás, abrindo os braços ao longo do tronco conforme estica as pernas.

* Expire e volte à posição original.

* Repita seis vezes.

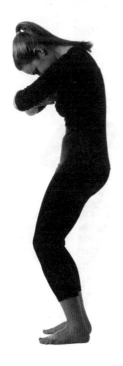 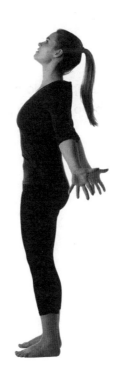

5. ÁRVORE

* Apoie o peso do corpo sobre o pé direito enquanto o pé esquerdo está pressionado contra a perna direita. O calcanhar esquerdo toca a lateral da perna, abaixo do joelho direito.

* As mãos ficam pressionadas uma contra a outra, com os polegares juntos tocando o centro do peito. Concentre-se no seu coração e mantenha a postura ao longo de quinze respirações, enquanto entoa silenciosamente:

*Consideração e paz
devem encher meu coração.*

* Repita apoiando o peso do corpo no outro pé.

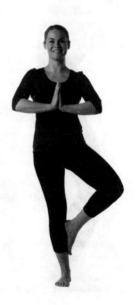

6. CRUZ DE SANTO ANDRÉ

* Fique na ponta dos pés com os braços abertos e esticados na direção do Sol — isso vai aumentar sua força interior. Mantenha a postura ao longo de dez a vinte respirações, entoando silenciosamente:

Sinto-me grata por essa luz, esse calor e essa alegria.

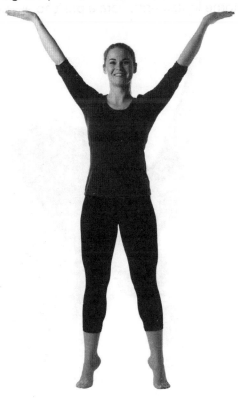

7. EXPANSÃO DE TÓRAX

* De pé, coloque os braços para trás com as mãos unidas e os dedos entrelaçados.

* Estique os braços e junte as omoplatas conforme se inclina para a frente, levando o tronco na direção das coxas.

* Permaneça nessa postura ao longo de quinze respirações e depois retorne lentamente para a posição em pé.

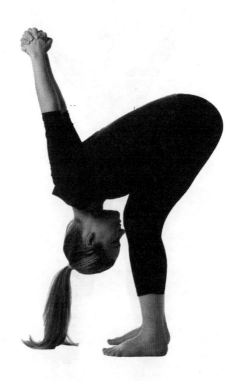

POSTURA FINAL DE DESCANSO

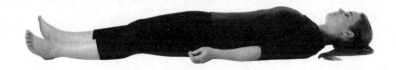

*O Sol vai revigorar meu corpo, trazer luz
ao meu espírito e aquecer minha alma.*

MEDITAÇÃO

Assim como o Sol fornece energia para cada planta florescer, também pode nos abrir para a consciência universal e suas dádivas. O florescer de uma planta é uma maravilha da natureza. A seguinte meditação trará alegria, abertura e luminosidade à sua vida.

* Sente-se confortavelmente com a coluna reta ou na sua posição preferida para meditação. Então, respire fundo seis vezes. A cada expiração, direcione os pensamentos para o calor do ar que sai; deixe toda a tensão desvanecer — no seu rosto, nos ombros, nos braços, no peito, na pélvis e nas pernas.

* Visualize com os olhos de sua mente: você está sentado e sente o calor dos raios do Sol. Na sua cabeça, há uma flor aberta. Inspire e leve para dentro a luz fluindo. Expire e se despeça de toda negatividade, sentindo o seu coração abrir.

* Termine a meditação agradecendo a consciência universal em cada segundo de sua vida.

MANTRA

Eu me abro à alegria Divina.
Que ela preencha meu coração conforme atravesso o mundo.

MUDRA

* Suas mãos estão abertas como flores que desabrocham, descansando sobre as coxas.

* Isso vai ativar o meridiano do seu coração e os chakras da mão.

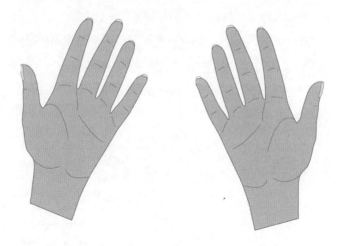

Segunda-feira

DIA DA LUA

A segunda-feira é o dia da Lua. Esse dia vem depois do domingo porque, assim como a Lua, ele não tem luz própria, refletindo apenas a luz do Sol — a segunda-feira não impõe muita clareza. É muito comum escutarmos as pessoas comentando sobre a "tristeza da segunda". Mas se você estiver totalmente desperto nas segundas, vai encontrar um simbolismo mais profundo para esse dia. Não existe nada no mundo que não seja direta ou indiretamente influenciado pela Lua. Ela move os oceanos, regula o crescimento das plantas, muda o comportamento dos animais, afeta o ciclo menstrual e altera o humor e o espírito das pessoas. A Lua se comunica com as camadas mais profundas do nosso espírito. Traumas de nossa primeira infância ou sentimentos escondidos podem ser trazidos de volta à nossa atenção dependendo da posição da Lua. Durante a Lua cheia, as pessoas tendem a sonhar mais, e dessa forma o subconsciente expõe padrões problemáticos que podem ser corrigidos ou finalmente superados.

A Lua corresponde ao feminino em todas as pessoas. Alguns aspectos geralmente associados ao feminino são a resignação, lidar com o sofrimento em silêncio, assim como paciência e o poder de criar serenidade.

A melancolia e a petulância também são influenciadas pela Lua. Em geral, um humor ruim pode ser modificado ou revertido se você estiver disposto a admitir algo com seriedade ou se puder se distanciar do assunto o máximo possível. "Estou de mau humor, mas não vou deixar que isso acabe com o meu dia!"

As segundas-feiras são feitas para mergulhar em recordações, porque é reconfortante revisitar as experiências e ser capaz de tirar uma lição delas. Com que frequência usamos as segundas para remoer coisas desagradáveis ou problemáticas do fim de semana? Apesar disso, temos a tendência de recair nos mesmos padrões, sem nunca parar para analisar corretamente as circunstâncias. Você encontra pessoas de quem não gosta muito, ou se vê fazendo coisas que realmente não queria fazer, ou então se esquece de fazer algo muito importante... a lista é interminável. As segundas-feiras deveriam ser usadas para planejamento e retrospecção — gerar novos padrões para a semana que se inicia e que vão tornar sua vida mais feliz.

Segundas-feiras são perfeitas para processos catárticos usando a água. Faça um ritual de limpeza nesse dia. Coloque-o em prática com o perdão em mente e se perdoe sempre que possível, pois curar feridas antigas vai libertar você do passado. Para alguns, perdoar pode ser uma tarefa difícil. Se for o seu caso, peça ajuda ao Divino.

Você também pode usar a segunda-feira para gentilmente trazer uma memória mais agradável ou uma doce melancolia enquanto espera pela terça-feira, quando tudo vai parecer completamente diferente.

ROTINA DE EXERCÍCIOS PARA A ÁREA PÉLVICA

A Lua afeta os sistemas que equilibram a água no corpo: sistema linfático, baço, bexiga e rins. A seguinte rotina de yoga pressiona e alonga os linfonodos e áreas ao redor, melhorando a circulação e o relaxamento na pelve. Há muita tensão escondida na região pélvica, o que bloqueia o fluxo intestinal e pode causar dor e desconforto durante a menstruação. No primeiro movimento, a postura do Bambu, a região abdominal é alongada e comprimida; na postura da Borboleta, o assoalho pélvico e os órgãos sexuais são desbloqueados. As posturas do Arco Lateral, do Caldeirão da Bruxa e do Assento Giratório pressionam e liberam as mesmas áreas. Na postura do Crocodilo, toda a tensão é mais uma vez liberada. A postura da Vela fecha a sequência e otimiza a circulação da região pélvica.

DICAS PARA O DIA

* Se você lê ou assiste TV à noite, tente fazer isso na postura da Borboleta. Nessa postura, você pode segurar os pés ou sentar-se gentilmente sobre eles.

* Eventualmente, envolva o dedo mindinho (que representa o intestino delgado) ou o dedo indicador (ligado ao intestino grosso) de uma das mãos com os dedos da mão oposta.

I. BAMBU

* Sente-se sobre os calcanhares.

* Conforme inspira devagar, leve os braços para o alto, com as palmas para cima.

* Segure a respiração enquanto alonga o tronco para cima.

* Expire e lentamente dobre-se para a frente.

* Inspire conforme retorna para a posição inicial.

* Segure a respiração ao se inclinar para trás e coloque as palmas no chão, atrás de seu corpo.

* Expire ao retornar à posição sentada.

* Repita seis vezes.

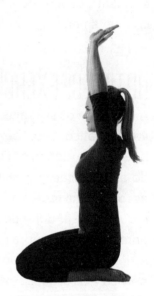
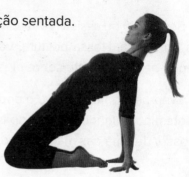

2. BORBOLETA

* Sente-se com os joelhos dobrados para fora e as solas dos pés pressionadas uma contra a outra. Gentilmente, mexa os joelhos para cima e para baixo, mandando vibrações à pelve.

* Relaxe e deixe que a sensação de bem-estar tome conta de seu corpo.

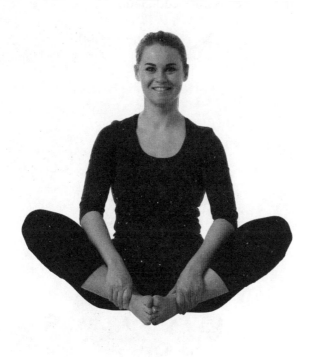

3. ARCO LATERAL

* Inspire e pressione a mão direita no chão, alongando o braço esquerdo para cima, com a palma virada para você.

* Segure a respiração e alongue o lado esquerdo, inclinando-se em arco para a direita.

* Expire ao voltar com o braço para o colo.

* Repita quatro vezes para cada lado.

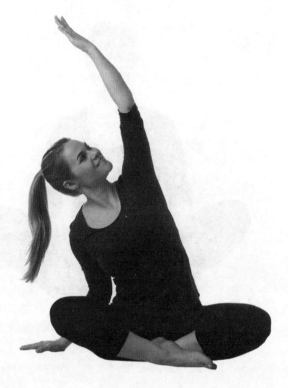

4. CALDEIRÃO DA BRUXA

* À sua frente, há um grande caldeirão em uma fogueira. Você está mexendo o caldeirão no sentido horário e no sentido anti-horário, seis vezes em cada direção.

* Tenha cuidado, pois você pode se queimar caso toque no caldeirão. Por isso, alongue-se o máximo possível!

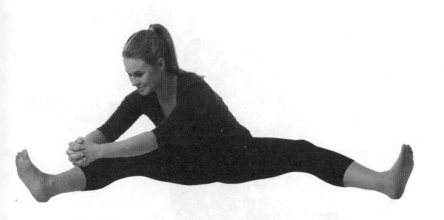

SEGUNDA-FEIRA

5. ASSENTO GIRATÓRIO

* Dobre o joelho direito e pressione a perna contra seu corpo; sinta o calor gerado.

* Vire o tronco para a esquerda e estenda o braço esquerdo na altura do ombro. Olhe para a mão esquerda.

* Mantenha a postura durante dez respirações profundas.

* Repita com a outra perna.

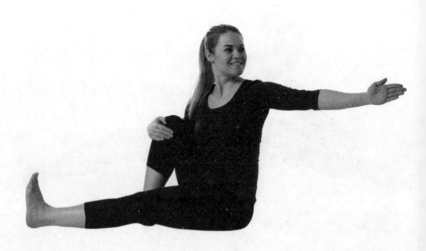

6. CROCODILO I

* Deite-se de costas com as pernas juntas e dobradas, com as solas dos pés pressionadas contra o chão, e com os dedos das mãos apoiados no topo da cabeça.

* Expire ao descer lateralmente um dos joelhos.

* Inspire ao trazer de volta a perna ao centro.

* Expire ao descer o outro joelho na direção oposta.

* Repita várias vezes para cada lado.

* Este exercício alonga todo o tronco, desde os joelhos até o peito.

Estou aberta e permito que o bem aconteça.

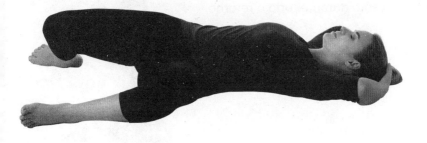

7. VELA I

* Deite-se de costas, dobre seus joelhos e levante o tronco sobre seus ombros, com a lombar apoiada em suas mãos.

* Estique as pernas e aponte os dedos para o teto.

* Mexa as duas pernas no ar, como se estivesse pedalando uma bicicleta; dobrando e esticando.

* Permaneça nessa posição com uma das pernas elevadas de dez a vinte inspirações, entoando silenciosamente:

> *Meu eu profundo é minha maior conexão.*

* Lentamente e com a ajuda das mãos, volte a coluna ao solo, vértebra por vértebra, até que os glúteos toquem o solo. Mantenha o pescoço apoiado no solo durante todo o retorno.

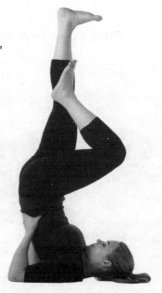

POSTURA FINAL DE DESCANSO

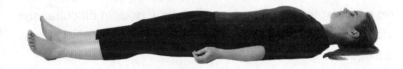

*Desejo paz e força para meu corpo,
minha alma e meu espírito.*

MEDITAÇÃO

A Lua representa o elemento da água. É o símbolo do domínio emocional e dos padrões subconscientes que se fixaram em seu inconsciente no passado — energias negativas, padrões de comportamento e humores — e que podem dificultar sua vida. Esta meditação vai libertar você de preocupações, fardos e fraqueza.

* Sente-se confortavelmente com a coluna reta ou na sua postura de meditação preferida. Em seguida, respire fundo seis vezes. A cada expiração, se liberte de toda a tensão em sua face, nos ombros, nos braços, nas costas, na pélvis e nas pernas.

* Visualize com os olhos de sua mente: você está descansando na praia. Ao inspirar profundamente, imagine a água vindo em sua direção, e fluindo com gentileza ao redor de sua pelve.

* Ao exalar, a água é puxada de volta por uma onda, levando consigo toda a negatividade, as dores, os fardos, as lembranças ruins. Deixe tudo se esvair com amor e atenção. Permita que a alegria interior e a liberdade preencham esse novo vazio.

MANTRA

Tudo o que me incomoda em minha consciência ou em meu subconsciente, eu doo para o oceano da cura.

MUDRA

* Suas mãos estão soltas no seu colo, com os dedos entrelaçados, exceto pelos indicadores, que estão pressionados um contra o outro, apontando para o chão, possibilitando um fluxo de saída.

* As pontas dos polegares se apoiam em dois importantes pontos de expulsão que estão acionados. A estimulação nos dedos indicadores ativa o intestino grosso.

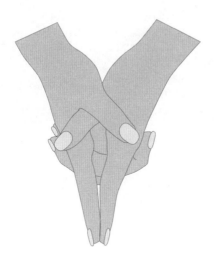

Terça-feira

DIA DE MARTE

N esse dia, o povo nórdico antigo homenageava seu deus da guerra, Tyr (vem daí a palavra inglesa *tuesday*, terça-feira: *Tyr´s Day*, ou o "dia de Tyr"), assim como os romanos homenageavam Marte e os gregos homenageavam o deus Ares. Marte também era o deus da colheita e até hoje muitas negociações agrícolas ocorrem às terças.

Marte encarna o poder impulsivo da espécie humana, que necessita de expressão e ação. Esse poder é neutro; só nós podemos decidir como usá-lo. Ele responde ao estresse com movimentos físicos em momentos de desafio e competição. O poder de Marte encoraja o progresso de nossos talentos e virtudes. Precisamos ofertar nossos talentos a Marte ou ele vai nos tirar algum deles. O poder impulsivo de Marte pode levar alguém a fazer algo que não deseja ou, em alguns casos, não pode.

O poder de Marte nos ajuda a alcançar nossos objetivos no âmbito físico — por exemplo, nos esportes e na yoga. No âmbito espiritual, Marte nos ajuda com a concentração, o aprendizado e na construção de habilidades assertivas e de poder de decisão. Para a alma, Marte evoca excitação, coragem, senso de aventura e crença em si mesmo.

O lado negativo de Marte é que ele também é responsável pelo temperamento violento, raiva, impaciência e agressões. Marte evoca o senso de justiça, assim como o desejo de lutar. Marte fortalece nossas habilidades para decidir quanta subserviência podemos suportar.

Terça-feira pode ser nosso dia de trabalho mais produtivo. Nesse dia, podemos testar nossos limites e superar desafios. Terça é o dia ideal para esportes mais intensos ou power yoga. Se estivermos conscientes dessa força e pudermos usá-la, poderemos alcançar novos níveis em nossa vida.

ROTINA DE EXERCÍCIOS PARA A MOTIVAÇÃO

Marte afeta nosso sangue, a vesícula biliar, o fígado, os músculos e os órgãos reprodutores masculinos. A seguinte rotina de exercícios fortalece os músculos das costas, ombros, braços, pernas e estômago. O poder dos músculos influencia nosso senso espiritual e do divino. Afeta o desejo, a energia e a autoestima. Ainda mais importante: usar os músculos melhora nosso humor. Depois, por meio do sistema circulatório e do meridiano da vesícula biliar, podemos despertar nossa motivação interna.

A postura da Marcha aquece o corpo e regula a pressão sanguínea. A postura de Alongamento Lateral desperta os meridianos uniformemente.

No Alongamento, na Cadeira, na posição do Cachorro Olhando para Baixo, no Pedalinho e na Ponte, os músculos são alongados e revigorados.

DICAS PARA O DIA

* Preste atenção à sua postura ao se sentar ou ficar de pé. Mantenha uma postura ereta e centrada, com os ombros relaxados.

* Preste atenção aos seus movimentos. Devem ter um ritmo regular e poderoso.

* Use toda a oportunidade que tiver para movimentar o corpo.

I. MARCHA

* O joelho esquerdo e o cotovelo direito são erguidos e baixados, seguidos pelo joelho direito e pelo braço esquerdo. Repita cada ciclo com um impulso até que seu corpo esteja aquecido. Não se esqueça de sorrir!

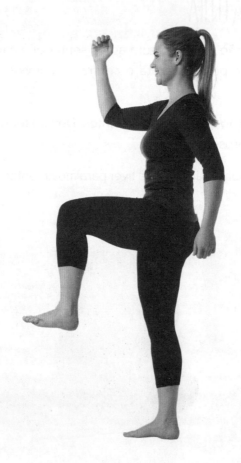

2. ALONGAMENTO LATERAL

* Inspire e apoie a mão direita no chão conforme levanta o braço esquerdo acima da sua cabeça.

* Segure a respiração enquanto alonga todo o corpo para a direita.

* Mude o lado e repita o movimento de quatro a seis vezes.

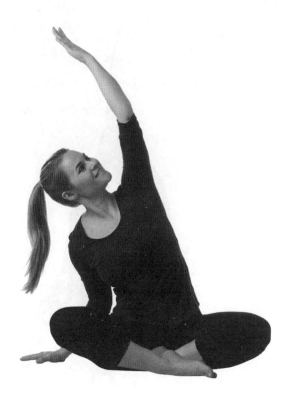

3. ALONGAMENTO

* Fique de pé com os pés abertos até a largura dos ombros, pernas e braços esticados, e alongue os dedos o máximo que conseguir.

* Inspire conforme se inclina e leva uma das mãos até o chão à sua frente, esticando a outra para cima.

* Alterne os lados e faça de seis a oito repetições.

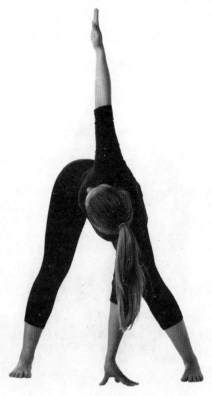

4. CADEIRA

* Fique de pé e levante os braços acima da cabeça, segurando os cotovelos com as mãos.

* Inspire e comece a dobrar os joelhos, simulando a ação de sentar. Fique nessa postura o máximo que conseguir. Por segurança, a linha dos joelhos não deve ultrapassar a ponta dos pés, como na imagem.

* Repita quatro vezes e termine com o corpo esticado e as mãos nas coxas para começar a próxima postura: o Cachorro Olhando para Baixo.

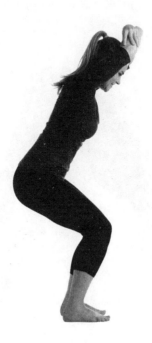

TERÇA-FEIRA

5. CACHORRO OLHANDO PARA BAIXO

* Incline-se para a frente a partir dos quadris, mantendo os braços e as pernas o mais esticados possível.

* Alongue o tronco na direção do chão e pressione as mãos firmemente no chão. Sua pélvis e suas nádegas devem apontar para cima. Mostre o poder que reside em você. Rosne como um cão — isso lhe fará muito bem! Mantenha a postura pelo tempo que conseguir.

*Meu poder evolui de
um momento a outro.*

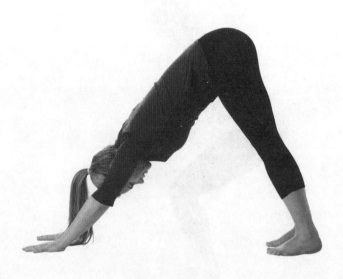

6. PEDALINHO

* Sente-se no chão e se apoie nos cotovelos, levantando as pernas.

* Mantenha a perna esquerda esticada e dobre o joelho direito, levando-o até o peito.

* Agora, estique a perna direita enquanto dobra o joelho esquerdo, levando-o até o peito.

* Alterne o movimento, repetindo-o de seis a dez vezes.

Eu enfrento desafios com alegria e vigor.

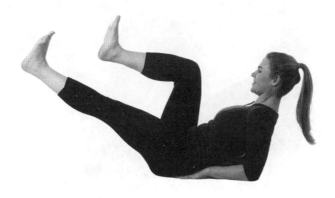

7. PONTE

* Os chineses chamavam essa postura de "bomba de energia".

* Deite-se no chão, com os joelhos dobrados e as solas dos pés apoiadas por inteiro. Inspire.

* Use os músculos dos glúteos para levantar a pélvis conforme você expira. Sua coluna se tornará um metal flamejante forjado pelo calor.

* Mantenha a postura pelo número de respirações que achar confortável.

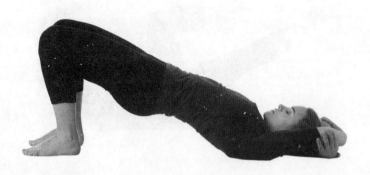

POSTURA FINAL DE DESCANSO

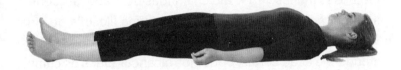

*Tenho consciência da força interior
em meu corpo, espírito e alma.*

MEDITAÇÃO

Marte é associado ao fogo. Nosso temperamento é regulado da mesma maneira que a temperatura de nosso corpo. Pessoas impetuosas muitas vezes são chamadas de "cabeça-quente". Esta meditação fornece as bases para uma filosofia de vida: não importa quão grande ou íngreme seja nosso desafio, com a atitude e a ação certas, podemos alcançar todos os cumes.

Sente-se confortavelmente no chão com as costas retas. Inspire profundamente seis vezes.

Visualize com os olhos da mente: você está na base de uma montanha e está se dirigindo para o topo. Você anda com confiança, passo a passo, com ambição na sua caminhada. Passa por pedregulhos, ravinas profundas e atravessa lindos campos. Com frequência, para e admira a vista.

Integre a sabedoria dessa imagem com suas ações para enfrentar os desafios diários. Você vai chegar ao topo!

MANTRA

Meu fogo fortalece cada célula em meu corpo,
aquece meu coração e cura meu espírito.

MUDRA

Segure o seu dedo médio esquerdo com a mão direita e pressione o polegar direito na palma esquerda. Depois de algum tempo, troque as mãos.

Duas correntes de energia correm pelo dedo médio: são os meridianos circulatório e da vesícula biliar. Este mudra serve para despertá-los.

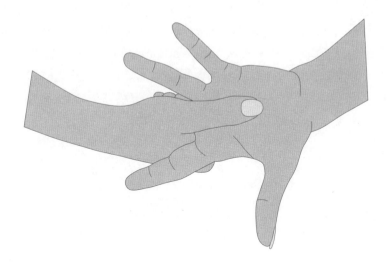

Quarta-feira

DIA DE MERCÚRIO

Odin ou Wotan, o maior deus do panteão nórdico, é homenageado às quartas-feiras. Odin é um personagem complicado: o deus da guerra, mas também da poesia; o deus da trapaça, mas também da iluminação. Odin representa o desassossego, todo tipo de mudança, turbulência e a exaustão dos limites de todas as coisas. Seu refúgio é a poesia e o comércio.

Mercúrio substituiu Odin como o deus que rege a quarta--feira. Em Mercúrio, encontramos as mesmas características de Odin — linguagem e compreensão, pensamento estruturado e firmeza, assim como um forte faro para os negócios. Mercúrio ensina ao seu economista interior que a menor despesa pode resultar em um grande lucro!

Mercúrio reconhece as coisas e lhes dá nomes. Ele simboliza o poder do pensamento.

A retrospecção pode levar à maior consciência, mas, se aplicada negativamente, isso leva à ruminação. A obsessão interminável por ponderar os problemas sem buscar uma solução real pode nos levar a uma sensação de desesperança. Mas a retrospecção também pode nos ajudar a corrigir comportamentos do passado.

A quarta-feira está no meio da semana, o que significa que pode ser a chave para o equilíbrio de nossos dias. Paracelsus observou corretamente que "a dose é o que faz o veneno" — isto é, o equilíbrio faz a diferença. Isso também é verdadeiro para nossas vidas: precisamos decidir o que vamos fazer e o que vamos deixar de fazer.

Quando nós assumimos responsabilidades em excesso, desejamos em excesso, planejamos muitas coisas ao mesmo tempo ou precisamos ser multitarefas, nossas vidas podem ser arrastadas para a desordem. De maneira inversa, se não temos nada para fazer, ou não temos nenhuma ambição e não fazemos nenhum plano, o tédio e a depressão se instalam. A quarta-feira é o dia da busca constante pelo equilíbrio, que é o projeto de toda uma vida. Muito provavelmente, uma vez que esse equilíbrio for encontrado, algo novo chegará para mudar tudo. Essa é a natureza do aéreo Mercúrio.

Na quarta-feira, precisamos olhar para nossas responsabilidades e tarefas com mais objetividade. O que é preciso mudar para equilibrar melhor suas atividades diárias? Por que criar um problema enorme a partir de algo pequeno e por que complicar demais as coisas? Você está transformando pequenas colinas em montanhas?

Muitas vezes, menos é mais.

ROTINA DE EXERCÍCIOS PARA O VIGOR MENTAL

Nosso pensamento pode ser influenciado negativamente se as duas metades do cérebro não estiverem trabalhando em conjunto, se um dos lados não tiver sido ativado ou se estiver superativado.

Saúde, satisfação e felicidade são objetivos holísticos. Quando nosso cérebro está em equilíbrio, podemos pensar com objetividade, com mais concentração, empatia e criatividade. Muitos exercícios de yoga são benéficos para o treinamento cerebral. Os exercícios de quarta-feira trazem consciência espiritual e liberam serotonina.

As posições do Movimento Cruzado e da Cruz em Pé estimulam o cérebro; a postura do Pequeno Gato é uma prática de equilíbrio. Engatinhar e o Movimento de Tronco exercitam a espinha dorsal para liberar e desbloquear os nervos cranianos. No Coelho, a circulação cerebral é otimizada. Essa postura é conhecida pelos yogues como o assento da consciência. Na última postura, a Criança, a tensão é liberada pelo completo relaxamento.

DICAS PARA O DIA

* Antes de cada desafio diário, esfregue as mãos e bata palmas. Isso aumenta o vigor mental.

* Sempre trabalhe em cômodos bem ventilados!

* Mantenha a hidratação em dia.

* Use este mudra potente: entrelace as mãos juntas por trás da sua cabeça. Abra bastante os cotovelos e respire profundamente.

I. MOVIMENTO CRUZADO

* Fique de pé com os braços ao lado do corpo. Inspire enquanto leva a perna direita para trás e estica o braço esquerdo para cima.

* Expire e traga seu joelho direito na direção do cotovelo esquerdo, tocando a ponta do cotovelo no joelho.

* Troque de lado e repita de seis a dez vezes.

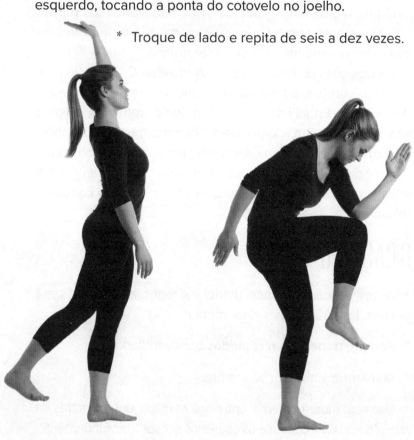

2. CRUZ EM PÉ

* Levante os braços sobre a cabeça e fique de pé com as pernas e os braços cruzados — tornozelo direito sobre o esquerdo, e pulso direito sobre o esquerdo. Mantenha a postura durante doze respirações.

* Mude a direção da cruz. Mantenha por dez a doze respirações.

A dose correta de cada coisa traz alegria e satisfação.

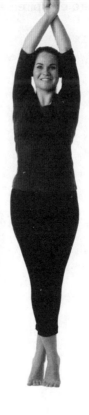

3. MOVIMENTO DE TRONCO

* Fique de pé com os pés juntos e as palmas pressionadas uma contra a outra diante do seu peito.

* De forma sincronizada, mexa os braços e os joelhos de um lado ao outro, em direções opostas.

* Devagar, faça o movimento doze vezes.

* Inspire e expire sempre que mudar a direção.

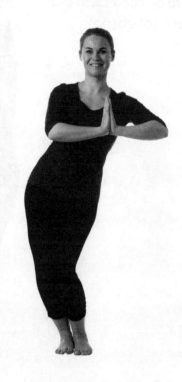

4. ENGATINHAR

* De quatro, rasteje devagar, para a frente e para trás, de forma que uma perna se mexa independentemente da outra.

* Enquanto faz isso, imagine que tem uma cauda e balance-a usando o traseiro. (Esse movimento pode fazer com que suas pernas se cruzem como uma forma de se equilibrar ao ir para a frente.)

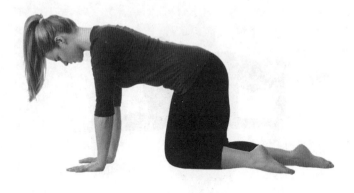

QUARTA-FEIRA

5. PEQUENO GATO

* Comece com os joelhos e os cotovelos no chão.
* Inspire ao levantar o braço esquerdo e a perna esquerda.
* Expire ao voltar com a perna e o braço para o chão.
* Alterne os lados e repita seis vezes.

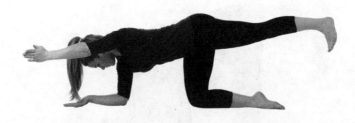

6. COELHO

* Comece ajoelhando-se com os braços pendendo do lado do corpo.

* Pressione o queixo contra o peito.

* Incline-se como demonstrado na imagem, com a cabeça apoiada no chão.

* Mantenha a posição por dez ou doze respirações.

Meus pensamentos são tranquilos e poderosos.

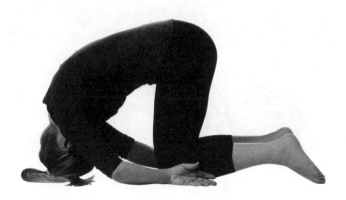

7. CRIANÇA

* Sente-se nos calcanhares com os joelhos separados, de forma a poder se inclinar para a frente com o tronco entre as coxas.

* Com os antebraços no chão, apoie a testa nos braços.

* A cada expiração, imagine uma luz entrando em seu corpo e tornando-o mais leve.

* Mantenha a posição por dez a doze respirações.

*Minha consciência elevada sempre
me mostra o que é sensato e o que não é.*

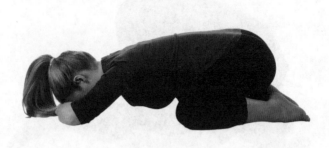

POSTURA FINAL DE DESCANSO

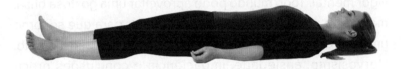

Paz, poder e harmonia preenchem todo o meu corpo.

QUARTA-FEIRA

MEDITAÇÃO

A quarta-feira é associada ao elemento do ar. A quantidade de oxigênio no ar pode afetar como pensamos e mudar nosso vigor mental. Todo mundo pode aproveitar uma gostosa brisa, mas basta um movimento mais forte do ar para que se torne uma tempestade. O mesmo ocorre com nosso pensamento. Nervosismo, ansiedade, impaciência e conclusões precipitadas podem nos tirar do rumo ao progresso. A seguinte meditação (acompanhada do mudra) proporciona um fluxo de paz energética para o cérebro, possibilitando a conexão e a ativação das duas metades do cérebro. Isso aumenta a profundidade da concentração e melhora a capacidade criativa para resolução de problemas.

* Sente-se confortavelmente com a coluna ereta em sua posição de meditação habitual.

* Agora, faça os três *bandhas,* ou *contrações*: inspire e contraia o esfíncter anal, contraia o abdômen e leve o queixo ao peito (fechando a garganta).

* Fique nessa posição por alguns segundos e solte a tensão conforme expira.

* Repita dez vezes.

MANTRA

Em todos os lugares e em todos os momentos, estou consciente — o que eu penso em minha mente se torna minha realidade.

MUDRA

* Abra bem os dedos, tocando as pontas dos dedos de cada mão.

* Essa posição dos dedos sincroniza as duas metades do cérebro e aprofunda a respiração.

Bons amigos e pequenas reuniões são o tempero da vida.

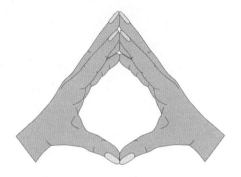

Quinta-feira

DIA DE JÚPITER

N a língua inglesa, a quinta-feira é uma homenagem ao deus nórdico Thor (daí o nome *Thursday,* isto é, *Thor's day*). Ele era muito popular, um homem musculoso, fanfarrão, apaixonado por cerveja e com apetite insaciável. Thor raramente precisava lutar, pois sua fama de violência o precedia. No âmbito astrológico, Júpiter representa as mesmas qualidades, o que faz da quinta-feira uma manifestação de Júpiter.

O poder de Júpiter nos permite dar um sentido mais amplo à vida, reconhecer que a vida não é arbitrária, mas significativa, e que é melhor compreendida enquanto eterna e transcendental. Quando temos consciência de que a vida traz desafios, alegrias, sofrimento e significados mais profundos, nossa força interior pode se libertar e nos proteger do mal, deixando entrar o bem. Se encontrarmos tristeza e tragédia, é possível passar pela experiência com mais facilidade a partir da compreensão de que um plano maior está em questão. Júpiter representa o lema universal: "Isso também vai passar."

Todos nós desejamos ter uma vida alegre; lutar pela felicidade é uma necessidade humana que gera um bem-estar duradouro e uma vida equilibrada. Júpiter representa os desejos que nos habitam. Júpiter gosta de se divertir e adora festividades e tudo o que aumenta nossa alegria de viver.

Júpiter é adorado por todos por ser tolerante e corajoso, assim como generoso e amável. Não há nada de acanhado na natureza de Júpiter! Ele é sedutor em cada detalhe.

Quinta-feira, dia de Thor, é o dia ideal para se conectar com suas características relacionadas a Júpiter. Júpiter ama o convívio social, então por que não aproveitar este momento para construir novas amizades ou cuidar dos amigos que você já tem? Você pode fazer isso com um simples telefonema, uma mensagem de texto, ou, se preferir, pode sair para jantar com um amigo e tomar uma boa taça de vinho.

A quinta-feira já foi conhecida como "pequeno domingo", um dia em que as pessoas comiam refeições melhores e bebiam mais do que o habitual para aproveitar a vida. Esse é o dia perfeito para celebrar e curtir.

EXERCÍCIOS PARA DIGESTÃO

Tensão e problemas com o sistema digestivo são muito comuns na época moderna. Os problemas incluem doenças gástricas, inchaço, cólicas e sensação de mal-estar. Tudo isso pode ser apaziguado com o alongamento da região da barriga na postura do Camelo, na qual o estômago é alongado e comprimido por dentro e por fora. Isso aumenta o fluxo sanguíneo e melhora a nutrição dos órgãos, ajudando em sua força e equilíbrio.

A postura do Saci aquece e relaxa o diafragma. O Gato é um exercício de yoga bastante conhecido e é responsável por soltar a tensão do centro do corpo, melhorando a circulação.

A posição da Folha leva a circulação do sangue até os pulsos e tem os mesmos benefícios da postura do Gato no que se refere ao alívio da tensão. No Alongamento Lateral, fígado, baço e intestinos são muito trabalhados. Nesta versão do Crocodilo, a postura massageia a área do estômago, e a postura da Vela aumenta o fluxo sanguíneo.

DICAS PARA O DIA

* Alimentação saudável não precisa ser cara ou complicada. É fácil cozinhar uma refeição com vegetais. O consumo de carne e peixe deve ser reduzido, e o de frutas frescas, aumentado.

* Planeje com antecedência menus saudáveis que são fáceis de cozinhar e valem a pena. Seu corpo certamente vai perceber o que você está fazendo e agradecerá. Não se esqueça de experimentar novos alimentos de vez em quando.

I. SACI

* Pule no mesmo lugar, de um pé para o outro, com os braços levantados e soltos sobre sua cabeça. Mantenha enquanto for confortável, mas não até que você fique sem fôlego. Esse exercício energiza e aquece o corpo, melhorando o fluxo sanguíneo.

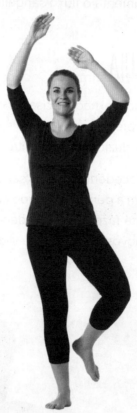

2. GATO

* De quatro, inspire e levante a cabeça.

* Expire e desça a cabeça, levando o queixo para baixo, junto ao peito. Inspire.

* Espire ao arquear as costas para cima, o máximo que for confortável para você. Isso lhe permitirá respirar mais fundo na próxima inspiração.

* Levante a cabeça outra vez enquanto inspira profundamente.

* Repita seis vezes.

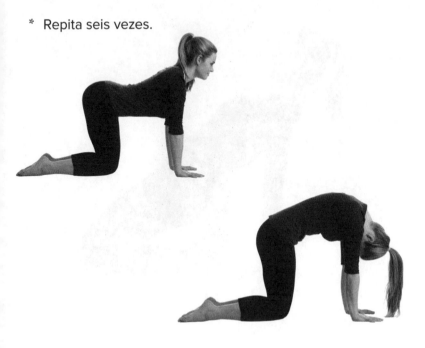

3. CAMELO

* Ajoelhe-se com as mãos apoiadas no chão atrás de você, palmas viradas para baixo.

* Levante o tronco e mantenha o pescoço e a cabeça retos enquanto olha para a frente.

* Fique na postura de dez a doze respirações.

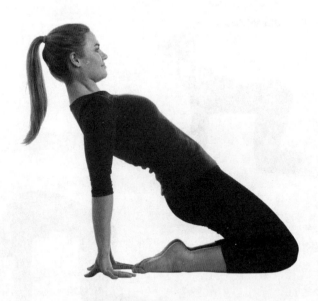

4. FOLHA

* Ajoelhe-se e sente-se nos calcanhares, conforme demonstrado na imagem a seguir.

* Cerre os punhos e pressione-os no estômago, acima do umbigo.

* Incline-se para a frente e descanse a cabeça no chão.

* Mantenha a postura de dez a doze respirações.

Sinto uma enorme gratidão por minha vida enriquecida.

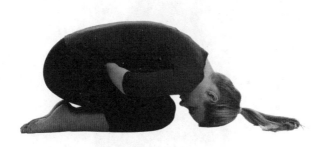

5. ALONGAMENTO LATERAL COM APOIO DE JOELHO

* Posicione-se conforme demonstrado na imagem, com o corpo sustentado sobre o joelho esquerdo apoiado no chão, e a perna direita dobrada com o pé no chão.

* Leve o braço esquerdo para cima, sobre sua cabeça, e vire-a para a esquerda. Seu braço direito pode descansar na coxa direita. Você deve sentir um alongamento ao longo da lateral esquerda do tronco.

* Mantenha a postura por quinze respirações.

* Troque para a outra perna e repita o exercício.

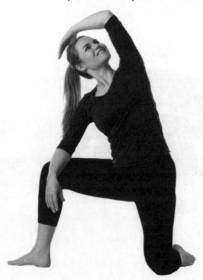

6. CROCODILO 2

* Deite-se de costas, com os joelhos dobrados, e incline-os na direção do peito. Descanse os braços no chão, com as mãos acima da cabeça e os cotovelos dobrados.

* Expire, descendo os joelhos juntos para um lado enquanto vira a cabeça na direção oposta, olhando para o cotovelo.

* Inspire, levando os joelhos e a cabeça de volta para o centro.

* Mude o lado: expire e desça as pernas para o lado oposto, virando a cabeça na direção do outro cotovelo.

* Alterne os lados, repetindo oito vezes.

Eu me liberto completamente para as ondas da mudança.

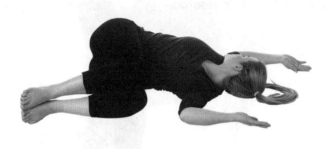

7. VELA 2

* Deite-se de costas, dobre os joelhos e levante as pernas e o tronco na direção dos ombros, com o apoio das mãos nas costas.

* Estique as pernas e aponte os dedos dos pés para o teto.

* Mexa as pernas e os pés juntos, em um breve movimento, criando a imagem de um 8, até sentir o estômago sendo massageado.

Trago paz e poder para o meu âmago.

* Lentamente e com a ajuda das mãos, volte a coluna ao solo, vértebra por vértebra, até que os glúteos toquem o solo. Mantenha o pescoço apoiado no solo durante todo o retorno.

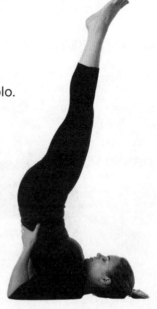

POSTURA FINAL DE DESCANSO

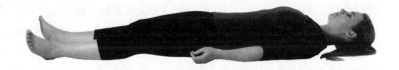

Eu me abro para o bem e estou pronta para ter minha vida preenchida disso.

MEDITAÇÃO

Júpiter é associado ao espaço, ao tempo infinito e aos planos mais elevados da existência. Júpiter afeta diretamente o nosso futuro. Influenciamos nosso futuro de maneira inconsciente com nossa imaginação, nossos pensamentos e sentimentos.

Esta meditação lhe permitirá levar seus pensamentos a um fluxo positivo de energia. Imagine todos os seus desejos com completa entrega e fervor, mas não se esqueça de relaxar fisicamente ao fazer isso.

* Sente-se de costas eretas ou na sua posição preferida de meditação. Respire profundamente seis vezes.

* Imagine-se olhando para uma tela de cinema sobre a qual está sendo projetado um filme. Nesse filme, você é o personagem principal e tem controle sobre seu futuro. Parece feliz, saudável e plenamente satisfeito. Está fazendo o que deseja fazer e ao redor estão pessoas bem-intencionadas e prontas para lhe dar apoio. Sinta-se 100% você mesmo e na liderança. Olhe ao seu redor, para o lugar onde está e para as pessoas com quem está. Você leva alegria para elas e preenche o espaço com positividade.

* Pense nessa cena antes de ir dormir e quando acordar. Divirta-se!

MANTRA

*Eu me abro para os presentes da vida —
meu coração se enche de alegria e bondade.*

MUDRA

Seus dedos mindinhos e indicadores estão esticados. Seus dedos do meio e anelares estão pressionados contra os polegares. Este mudra é bom para a digestão e melhora o fluxo de energia para o centro do corpo.

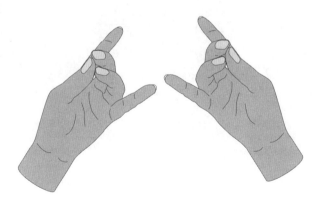

Sexta-feira

DIA DE VÊNUS

Na língua inglesa, a sexta-feira (ou *Friday*) homenageia a deusa germânica Frigga, conhecida como consorte de Odin. Ela é a deusa do amor, da fertilidade e das mulheres. É a representação da beleza, da sabedoria e da força do amor. Essas virtudes também são associadas à deusa romana Vênus.

A beleza nos anima, nos guia e traz sorte. Desperta em nós uma paixão profunda que reflete nossa perfeição divina. Vênus representa harmonia e nos abre para os reinos das cores e dos sons. Os polos opostos também estão dentro de nós — discórdia e tensão. Vênus simboliza a necessidade de harmonia e uma redução da tensão, e opõe as influências negativas ao nosso equilíbrio.

Vênus só deseja que aproveitemos nossa beleza pessoal e que nos deliciemos ao desfrutar de tudo o que é harmonioso e agradável na vida. Aproveitar a beleza da vida nos leva à paz e acorda novas forças dentro de nós.

Vênus ama o encantamento, ativamente (quando você encanta a todos no ambiente) ou passivamente (quando é você que se encanta por alguém).

É preciso tomar cuidado ao se entregar à beleza, para não cair nas armadilhas do narcisismo. A paixão narcisista significa receber indulgência de outras pessoas sem reciprocidade. Precisamos garantir que não nos enfeitiçaremos por este princípio que Vênus pode despertar.

Simpatia, empatia e antipatia estão sempre no reino da indulgência. Precisamos estar atentos para que sejamos atraídos por coisas que nos beneficiem. Em outras palavras, receba a indulgência de Vênus, mas deixe que sua consciência interior cada vez mais desperta ajude a decidir o que é melhor deixar entrar em sua vida.

Na sexta-feira, você construirá um mundo de bondade para se entregar a algo que é lindo depois de uma longa semana produtiva. A sexta é o dia perfeito para um banho perfumado, um buquê de flores, uma visita a um museu de artes e até mesmo para um chocolate gostoso! E é definitivamente o dia certo para um jantar à luz de velas ou uma noite divertida com os amigos.

ROTINA DE EXERCÍCIOS PARA RELAXAMENTO

Vênus influencia nosso equilíbrio, os órgãos reprodutivos femininos, os rins, o sistema vascular e as glândulas respiratórias. Vênus significa harmonia, conforto, beleza e amor. A rotina de yoga deste dia ajudará os rins, as glândulas adrenais e a produção de hormônios; focar nesses sistemas promove sentimentos de conforto, coragem e amor.

A postura de Balanço de Braço serve para o relaxamento geral e para aquecer o corpo. O Pêndulo melhora o equilíbrio e relaxa os ombros. A Pirâmide revigora o pescoço e estabiliza as pernas. O Equilíbrio Lateral promove o relaxamento. Com essas posturas, colocamos em movimento os músculos e ligamentos que raramente utilizamos na rotina diária.

Com as posturas do Gafanhoto e da Cobra, levamos a energia paras as costas, que depois será aliviada com a postura da Tartaruga. Essas três posições finais criarão um fluxo constante de energia para os rins.

DICAS PARA O DIA

* Permita-se sonhar e aproveitar bons pensamentos sempre e em qualquer lugar; pesquisas sugerem que isso é bom para nossa saúde!

* Reflita sobre onde e como você pode demonstrar amor, respeito e apoio ao longo do dia. Não guarde esses sentimentos — a sexta-feira é o dia ideal para dar esses presentes.

I. BALANÇO DE BRAÇOS

* Balance os dois braços juntos para a direita e para a esquerda em um movimento suave; conforme os movimenta, trace a imagem de um oito de lado.

* Inspire para a direita; expire para a esquerda.

* Para terminar, levante os braços para a direita e a esquerda várias vezes.

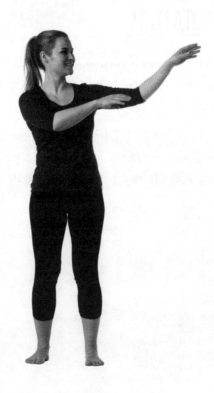

2. PÊNDULO

* Fique de pé sobre a perna esquerda com a mão esquerda apoiada no lado esquerdo da pelve.

* Com o braço direito e a perna direita, faça pequenos círculos no ar (até onde se sentir confortável — você será capaz de fazer mais círculos conforme seu equilíbrio melhorar e a região central do seu corpo se fortalecer).

* Repita diversas vezes dos dois lados.

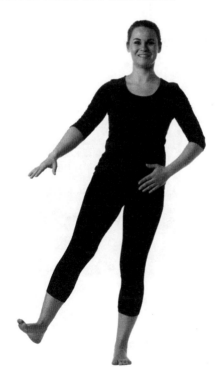

3. PIRÂMIDE

* Fique de pé, com as pernas posicionadas apenas um pouco além dos seus ombros.

* Incline-se a partir dos quadris e mantenha as pernas esticadas, levando os braços entre as pernas, atrás de você. As palmas devem estar viradas para baixo, tocando o chão.

* Fique nessa posição de dez a vinte respirações e concentre-se em algo bonito.

Quero descobrir a beleza em tudo.

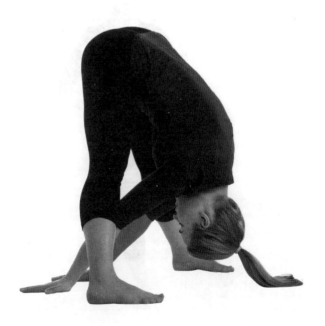

4. EQUILÍBRIO LATERAL

* Deite-se de lado, sobre o lado esquerdo, conforme demonstrado, com o braço esquerdo e a perna esquerda esticados.

* Inspire e levante o braço direito e a perna direita, mantendo-os sobre o ar, perpendicularmente ao corpo.

* Expire e desça a perna e o braço.

* Repita dez vezes, depois mude de lado e repita mais dez vezes.

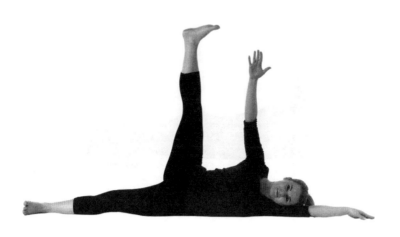

SEXTA-FEIRA

5. GAFANHOTO

* Deite-se sobre o estômago e descanse os ossos pélvicos nas duas mãos.

* Inspire e levante sua perna direita.

* Expire e desça a perna.

* Troque as pernas e repita.

* Alterne subir e descer cada uma das pernas seis vezes.

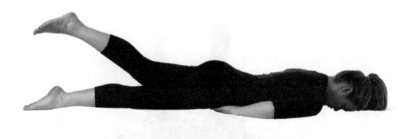

6. COBRA

* Essa postura é similar ao Gafanhoto, mas suas mãos devem ficar atrás de você, sobre as nádegas.

* Inspire ao levantar a parte superior do tronco e expire ao descê-la.

* Repita quatro vezes.

* Para terminar, se mantenha com a parte superior do tronco levantada o máximo de tempo que conseguir.

A cobra me traz poder, coragem e autoconfiança.

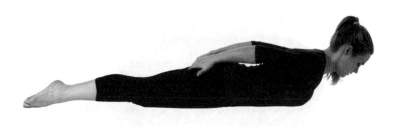

7. TARTARUGA

* Esta postura é similar à Pirâmide, mas em uma posição sentada.

* Sente-se sobre os calcanhares e desça a cabeça até o chão enquanto estica os braços para trás, entre as pernas, na direção dos pés.

* Com as palmas para fora, coloque as mãos entre os seus pés e mantenha a postura de dez a vinte respirações.

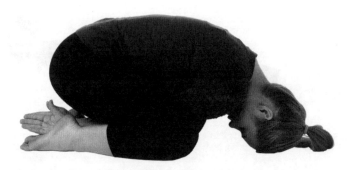

POSTURA FINAL DE DESCANSO

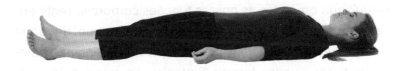

*Eu me abro a toda beleza, para recebê-la
em todos os aspectos de minha vida.*

MEDITAÇÃO

Quando direcionamos nossos sentidos à beleza, nos fortalecemos em todos os níveis. Beleza é nutrição para a alma. Cria harmonia e equilíbrio dentro de nós, ou seja, harmonia e equilíbrio em todas as nossas funções corporais. Tente engajar seus sentidos com mais frequência para que, de forma consciente, ouçam, vejam, cheirem, provem e sintam a beleza em todas as suas formas. Sintonizar-se com a beleza vai apoiar e estimular sua sensualidade — sua vida — de forma a enriquecê-la e fortalecê-la.

A seguinte meditação regenera e invoca nosso poder interior, criando um sentimento de "pausa" durante o dia.

* Sente-se em uma posição confortável, com as costas eretas, ou na sua postura de meditação preferida. Respire profundamente seis vezes.

* Visualize com os olhos em sua mente: você está olhando para um lugar maravilhoso (real ou imaginado) que se comunica com seu senso de beleza, paz e harmonia — um lugar onde você gostaria de passar um minuto, um dia, uma semana.

* Inspire o ar deste lugar e sinta o aroma; olhe para as formas e cores desse lugar; tente *ouvir* os sons do lugar — pássaros cantando, vento, água, música — os sons terrestres ou de anjos celestes. Seu corpo está completamente relaxado; tudo está ótimo.

MANTRA

Paz, harmonia e beleza guiam minha vida.

MUDRA

Pressione os dedos anelares contra os polegares. Mantenha a posição com as mãos no colo.

Essa posição dos dedos ativa o fluxo de energia nos rins e no fígado. Atua contra melancolia e sensação de vazio interior e solidão. Acorda a criatividade do Sol. O dedo anelar representa Apolo, o deus do Sol, e os sulcos desse dedo se comunicam com Vênus, um par verdadeiramente compatível.

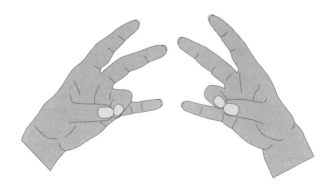

Sábado

DIA DE SATURNO

Sábado é o dia de Saturno. Na astrologia, Saturno pode ser um companheiro sombrio cuja força e seriedade têm o poder de nos prender. Mas Saturno também pode nos proteger de muitas tentações e de coisas que nos fazem mal. Saturno é um protetor e também uma força para a mudança.

As virtudes de Saturno são vigor, estabilidade, durabilidade, discernimento, perfeccionismo e concentração. Saturno fornece a resistência — o poder — para reconhecer o que pode fortalecer nossa vida. Concede a qualidade da ponderação que nos permite manter a discrição sobre algumas coisas. Uma vez que Saturno representa a habilidade de discernir e analisar, seu poder nos possibilita purificar nossa vida e retirar tudo o que não é necessário. Isso não significa que devemos criar barreiras contra o mundo — isso seria solitário. Ao contrário, ele nos permite entender o que é bom e ruim para nós.

Saturno nos dota da habilidade de abandonar antigos padrões e formas de pensar, de descartar o materialismo e a constante necessidade de desejar mais. Saturno nos dá o poder da concentração, de maneira a nos possibilitar concentrar nossa energia mental no que é mais importante.

Saturno também pertence ao reino do destino, da sensação de que não temos controle sobre o caminho que percorremos na vida. Esse sentimento pode nos dominar e criar emoções negativas. Pode arruinar nossas chances de encontrar soluções para os problemas — "Acredito que há um poder superior com tudo planejado, e meu caminho já está determinado."

No entanto, nossa vida não é difícil por causa das circunstâncias que enfrentamos; a vida pode ser fácil ou difícil dependendo de como abordamos a situação. Ao longo da vida, todos nós vamos deparar com mudanças que sentimos estar fora do nosso controle. A energia de Saturno pode nos mostrar uma solução ao nos ensinar a buscar dentro de nós, ser introspectivos, e indicar como podemos abrir mão de certas coisas e o que deveríamos deixar para trás.

A retrospecção pode ser muito útil e boa para nós, mas apenas ao ser utilizada para aprender a partir dos erros do passado. Com muita frequência, a retrospecção se transforma em ruminação — uma reflexão fútil sobre o que poderíamos ter sido. Uma das funções mais importantes de Saturno é nos ensinar a discernir entre retrospecção saudável e remoer o passado de maneira ansiosa.

Saturno representa o que está escondido do mundo, mas também fornece a introspecção necessária para revelar o que é preciso para que possamos crescer e nos desenvolver. Saturno nos ensina que a inação pode ser tão necessária quanto a ação.

Saturno promove a limpeza e o refinamento. Sábado é, com frequência, o dia que separamos para tarefas e trabalho doméstico, ou projetos de aprimoramento da casa. Aos sábados, pode-se limpar externamente e internamente; pense na semana que passou e perceba o que estava atrasando você, o que era desnecessário, e o que funcionou de maneira a impulsionar você adiante. Sábado é o dia ideal para repassar o que aconteceu durante a semana e depois retirá-la de sua mente.

EXERCÍCIOS PARA FLEXIBILIDADE

Saturno afeta nossos ossos e juntas. Ao concentrar-se no movimento de uma única junta, tencionando-a e relaxando-a devagar, você pode mudar seu metabolismo. Exercitar a cartilagem das juntas, alimentando-as e limpando-as, pode produzir grandes mudanças em nosso corpo. Movimentos regulares mantêm nossos ligamentos elásticos e resistentes.

Começaremos esta série de exercícios com o movimento da Colheita de Estrelas para aquecimento. Depois, cada postura subsequente exercita juntas selecionadas, e cada uma delas deve ser movimentada de maneira consciente oito vezes. No decorrer de cada postura, você deve sentir a junta que está exercitando e visualizar uma luz revigorante ao redor dela para otimizar o efeito.

DICAS PARA O DIA

* Não importa se estiver de pé ou se preferir sentar ou deitar.

* Use cada período de inatividade ou de espera para movimentar com foco uma ou duas juntas.

I. COLHEITA DE ESTRELAS

* Levante uma das mãos e leve-a o mais alto que conseguir, na direção do céu. Alongue-se como se estivesse tentando pegar uma estrela. (Essa estrela representa algo que você deseja.)

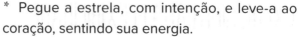

* Pegue a estrela, com intenção, e leve-a ao coração, sentindo sua energia.
* Alterne os lados e repita dez vezes.

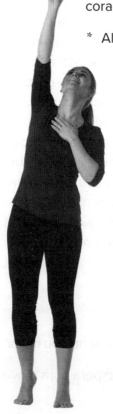

2. PÁSSARO NO NINHO

*Fique de pé como demonstrado, com o corpo apoiado em um pé só, o joelho levemente dobrado.

*Leve sua outra perna para trás, descendo o tronco e a cabeça. Tente manter o corpo e a perna levantada no mesmo plano.

*Com as palmas para baixo, estique os braços para trás, na direção dos ombros.

*Mexa seus pulsos e a articulação do tornozelo levantado em movimentos circulares. Faça ao menos oito rotações das juntas do calcanhar.

*Repita com a outra perna, com mais oito rotações do calcanhar.

Eu me liberto de tudo que é pesado e aproveito a sensação de relaxamento.

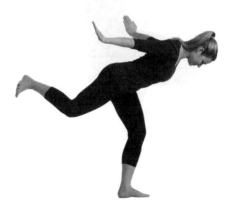

3. FLEXÃO E ALONGAMENTO DE BRAÇOS

* Sente-se sobre as pernas.

* Inspire e alongue os braços, com os dedos entrelaçados e as palmas para fora.

* Expire e dobre os cotovelos na direção do seu peito. Mantenha os cotovelos na altura dos ombros.

* Faça oito repetições.

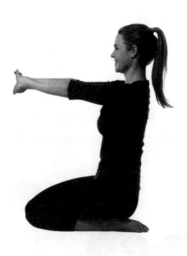

4. MOVIMENTO CIRCULAR DE BRAÇOS (PARA ARTICULAÇÃO DE OMBRO)

* Deite-se sobre o lado esquerdo com a perna esquerda e o braço esquerdo esticados.

* Traga o joelho direito na direção do peito. Com o braço direito completamente solto, faça um movimento lento e circular.

* Mude para o outro lado e repita.

* Faça o exercício oito vezes de cada lado.

Abro meu coração para os tesouros do futuro.

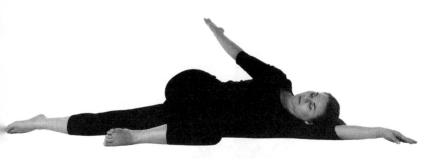

5. MOVIMENTO DE PERNAS (PARA ARTICULAÇÃO DO QUADRIL)

* Deite-se de costas com as pernas no chão.

* Leve uma das pernas na direção do seu peito, dobrando o joelho e, com uma expiração, levante a perna oposta, alongando-a em direção ao teto.

* Inspire e desça a perna levantada devagar, na direção do seu peito, levantando-a novamente em seguida conforme exala.

* Repita oito vezes, mude para a outra perna e recomece o exercício.

Tudo passa e se mantém em movimento.

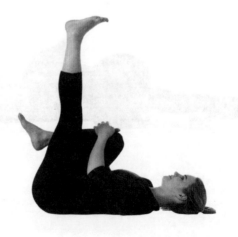

6. VELA 3

*Assuma a postura da Vela (página 46), com as pernas levantadas e o tronco erguido até os ombros com o apoio das mãos nas costas.

*Abra as pernas até a largura dos ombros e desça-as até a cabeça (expire). Então, suba-as de novo (inspire) na direção do teto.

*Repita oito vezes.

*Lentamente e com a ajuda das mãos, volte a coluna ao solo, vértebra por vértebra, até que os glúteos toquem o solo. Mantenha o pescoço apoiado no solo durante todo o retorno.

Minha autoconfiança me fortalece.

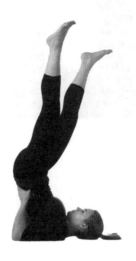

7. PEQUENO URSO

*Deite-se de costas com todos os membros esticados e apontados para cima. Então, flexione os pulsos e tornozelos, movimentando-os em círculos até se cansar.

Eu me amo do jeito que sou.

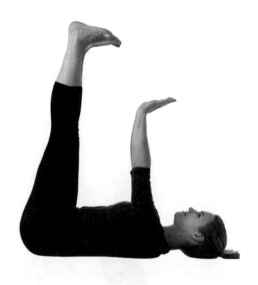

POSTURA FINAL DE DESCANSO

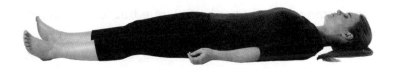

Liberdade, alegria e liberdade preenchem meu corpo, meu espírito e minha alma.

MEDITAÇÃO

Saturno costuma ser associado às manhãs e ao amanhecer. Quando a noite está no ápice da escuridão e parece desoladora, quando tudo o que existe é solidão e confusão, Saturno chega como um precursor do Sol, que traz luz e esperança para o dia.

O nascer do Sol é como um portão. Esta é uma imagem muito repetida nos contos de fada: o herói ou heroína diante de um portão ao nascer do Sol, após resolver o enigma ou superar o desafio, e finalmente encarando o novo dia com seu coração puro. Acontece o mesmo em nossa vida: cada dia se abre para um novo cenário, uma nova possibilidade, e com ele vêm os novos desafios que vão nos mudar e moldar.

No Sábado, separe um tempo para pedir sabedoria para estar presente e ser ativo ao longo do dia e da semana seguinte.

Sente-se de forma confortável, com a coluna ereta, ou na sua posição de meditação preferida.

Respire profundamente seis vezes.

Imagine que você está em uma viagem ou em uma longa jornada, ou mesmo em uma peregrinação religiosa. Você faz as malas, mas só leva o que de fato precisa.

Você chega a um portão — um símbolo para a mudança e uma passagem para um novo mundo e uma nova época. Então, você pergunta à sua sabedoria: O que devo fazer? O que devo deixar de lado para permitir que haja sentido e alegria no meu futuro neste lugar e na minha nova vida aqui?

Permaneça na postura e, depois de um breve instante, a resposta vai chegar até você.

MANTRA

Eu sou como sou, eu me amo como sou e sempre faço o melhor com o que sou. Aceito a vida como ela é, respeito a vida como ela é e sempre faço o melhor com ela.

MUDRA

Interligue os dedos polegares e indicadores das duas mãos e entrelace também os outros dedos. Mantenha as mãos assim sobre o seu abdômen.

Este mudra acalma em muitos níveis e traz uma sensação de completude — independentemente de suas forças ou fraquezas. Quando alcançamos essa aceitação, melhoramos nossa autoconfiança e sabedoria.

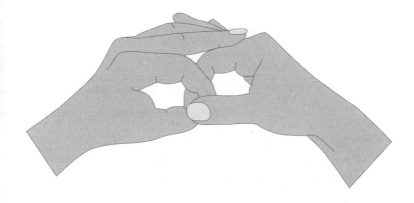

SETE SEMANAS MÁGICAS

T odos os dias trazem um recomeço cheio de possibilidades. A cada dia, temos uma nova oportunidade de criar um plano que possibilite a nossa felicidade ideal. Não podemos mudar completamente a nossa vida de uma só vez, mas podemos fazer o melhor de cada momento, dia após dia.

Este passo a passo diário também se aplica a semanas individuais. Quando nos acostumamos a planejar e dirigir nossos dias de forma metafísica, podemos agir da mesma forma em relação às semanas do ano. Como você pôde ver, cada dia da semana está relacionado com um sistema do corpo, e as energias representadas podem ser utilizadas de acordo com as correspondências planetárias do dia. Uma vez que você tiver organizado uma rotina e estiver confortável com sua prática diária, comece a raciocinar em termos de semanas.

Em minha prática diária, percebi que pequenos esforços — mesmo de apenas sete minutos — podem acarretar enormes mudanças, tanto em caráter quanto em circunstâncias. Pela prática da yoga, nossos dons e talentos são nutridos de forma a beneficiar e melhorar nossa vida. Ao praticar yoga, meditação, mantras e mudras ao longo dos dias e das semanas, eu me tornei cada vez mais consciente de minhas próprias falhas e talentos. Por exemplo, percebi minha tendência a me atrasar, o que estressava tanto a mim quanto às pessoas ao meu redor. Como resultado dessa percepção, decidi dedicar um ciclo semanal de yoga para fazer um esforço consciente para não me apressar e durante o qual eu precisei dedicar uma atenção ao tempo. Com esse exercício, aprendi a tomar para mim apenas coisas com as quais consigo lidar diariamente, nada mais ou menos do que isso.

Podemos apenas permitir que as semanas passem, sem nenhum plano ou objetivo, ou podemos planejar nossas semanas com antecedência para nos concentrarmos nas qualidades que precisamos ajustar para melhorar nossa vida.

Com isso em mente, criei sete temáticas semanais para construir um ciclo que você pode seguir e repetir ao longo do ano. Incorporar esse padrão à sua prática de yoga é fácil e requer pouca reflexão. Basta focar sua intenção nos temas sugeridos. Por exemplo, o mantra para a prática de domingo é *Eu me abro para a alegria divina, que ela preencha meu coração conforme sigo pelo mundo*. Durante a primeira semana, você vai acrescentar o conceito subjacente de organização à sua intenção. E assim por diante, em todos os dias na primeira semana.

As posturas do yoga são uma coisa; os sentidos profundos que existem em cada uma dessas posturas é o que gera o maior desenvolvimento espiritual. Esses sentidos profundos estão apresentados nos temas semanais:

Semana 1: Organização

Semana 2: Foco

Semana 3: Criatividade

Semana 4: Análise

Semana 5: Generosidade

Semana 6: Celebração

Semana 7: Espiritualidade

O principal objetivo da prática é o desenvolvimento da consciência pessoal e sua conexão com a consciência universal.

Semana 1

ORGANIZAÇÃO

Friedrich Nietzsche disse: "É preciso ter o caos dentro de si para gerar uma estrela dançante." Esta citação é um consolo para aqueles que preferem a ordem em suas vidas, mas de alguma forma não parecem capazes de dar conta de tudo. No entanto, vários estudos indicam que pessoas colocadas em ambientes excessivamente organizados são menos criativas do que quando inseridas em ambientes desordenados. Os pesquisadores descobriram que a inspiração criativa tem cinco vezes mais chances de ocorrer em lugares um pouco caóticos.

Todos nós já tivemos a experiência de vermos nossas melhores ideias acontecerem quando não temos tempo para elas. Quando finalmente estamos no lugar certo e na hora certa para nossas ideias, o impulso, o discernimento ou a vontade já não estão mais lá.

Ser organizado significa levar em consideração tanto a ordem quanto o caos. São duas coisas impossíveis de controlar. É importante manter um bloco de notas por perto (ou você pode usar o aplicativo no seu celular) para que você possa anotar todas as ideias que podem surgir — ou então, elas ficarão perdidas para sempre.

Focar no conceito de organização vai lhe permitir criar espaço e estar preparado para o novo e o desconhecido que surgirem em sua vida. A "reorganização" espiritual poderá ocorrer quando você abrir caminho para ela ao jogar fora o antigo, o não utilizado e o desnecessário. Permita que um pouco de caos não planejado invada sua vida! A reorganização interior vai por fim conduzir você ao enriquecimento do seu eu criativo.

Um pouco de planejamento pode funcionar como mágica para despertar isso. Não apenas arrumar o guarda-roupa ou os armários da cozinha, mas também reorganizar sua agenda, sua lista de contatos, todas as informações antigas e arquivos dos computadores.

Há outra razão que torna eliminar material antigo algo tão importante. Acumulamos muitas coisas em nossas casas que estão conectadas ao nosso passado e nos mantêm lá. Patanjali fala sobre isso nos *Yoga Sutras* quando afirma que essas conexões antigas carregam uma aura de dor. A partir dessas memórias negativas, deveríamos pensar: onde estão as boas memórias? Reconheça que o que trouxe memórias ruins no passado vai trazer experiências negativas hoje.

O que você tem guardado e não lhe faz bem? É bom reconhecer que coisas são essas e assim evitar cometer os mesmos erros. Reorganize-se! E em seguida, não olhe para trás; siga adiante sem que nada segure você.

Ao viajar com uma bagagem leve, você chega facilmente ao destino e aproveita a leveza da vida.

Esta semana você deve jogar fora o que estiver em seu caminho e se reorganizar. Mantenha em mente esta lição: um pouco de caos é bom!

Semana 2

FOCO

Esta semana trará foco aos seus pensamentos. Focar não é o mesmo que se concentrar; significa direcionar seus pensamentos com intenção. Nossos pensamentos criam nossa realidade e, portanto, têm tudo a ver com nosso futuro e com a criação de felicidade e alegria.

Avalie seus pensamentos com cuidado e os relacione ao fluxo do que é importante para você. Nossos pensamentos podem se tornar recorrentes — isto é, nossos padrões de pensamento podem ficar presos nos mesmos ciclos e nosso cérebro não se desenvolve em novas direções. Por exemplo, quando ficamos doentes e melhoramos, nossos pensamentos podem circular ao redor do medo de ficarmos doentes novamente. Da mesma forma, algumas pessoas não conseguem se distanciar do ex; outras não conseguem deixar seus empregos formais. Podemos estragar nossas rotinas se pensarmos dessa maneira — quando nossos pensamentos não estão focados, não aproveitamos o presente e acabamos criando poucas bases para nosso futuro.

Pensamentos sem foco também podem nos deixar fisicamente doentes: enfraquecem nosso sistema imunológico e criam estresse para nossos órgãos internos. Precisamos aprender a refrear nossos pensamentos negativos e reorientá-los para a positividade, porque nossos pensamentos criam nossa realidade. O que você teme, que lhe causa estresse, dor de cabeça ou ansiedade, não está *fora* de você. Seus pensamentos não estão separados da realidade — seus pensamentos *são* a sua realidade. Aprenda a focá-los.

Quando você não presta atenção, padrões negativos de pensamento podem assumir o controle. Então, como podemos nos libertar disso?

Aceite o fato de que você está constantemente pensando e que você será consumido por qualquer que seja o seu pensamento. Durante a semana do foco, use a seguinte dica para se tornar mais consciente de seus pensamentos. Coloque este recado no banheiro, ou na bancada da cozinha, ou no seu computador: "Sobre o que você está pensando?" Pare por um instante quando vir esse recado, foque no seu pensamento e, se necessário, reoriente o pensamento para algo positivo. Você logo vai notar que está pensando de uma forma totalmente nova.

Semana 3

CRIATIVIDADE

Com que frequência você sente a inspiração de começar algo novo, mas se deixa bloquear pelo fato de que precisa correr para fazer alguma outra atividade? Parece que nunca temos tempo para nós mesmos. Tenho um amigo que diz: "Seu espaço de trabalho pode ser comparado a um jardim. Se você deixar seu jardim abandonado, ele vai ter muitas ervas daninhas e nada novo conseguirá crescer." Um jardim (você) precisa de cuidados e as ervas daninhas devem ser removidas, ou a criatividade não vai se desenvolver.

Todos nós temos talento e afeição por coisas específicas, que são guardadas no nível mais alto do nosso eu espiritual — mesmo se você não "vê" essa parte de si ou a compreende. Quando nosso eu espiritual não está equilibrado e em harmonia — quando não nos sentimos satisfeitos ou felizes —, não conseguimos acessar nossos talentos. Sentimos que algo está faltando ou que perdemos nossa chance.

Minha experiência pessoal me ensinou que nossos talentos não existem para nosso uso pessoal. Ao contrário, devem ser utilizados para um bem maior. Nossa criatividade pessoal acrescenta à criatividade do mundo ao nosso redor, aumentando a alegria de todos.

Organize a semana de forma a ter algum tempo para si todos os dias. Postergue compromissos ou responsabilidades que não são imprescindíveis. Agora, olhe para o espaço que abriu em sua agenda com alegria! Separe esse tempo para fazer o que realmente gostaria de fazer, como um hobby ou algo que lhe interesse de verdade.

Mantenha em mente que a criatividade não surge do nada. Criatividade não tem a ver com aperfeiçoar algo, mas com fazer algo que te faça feliz, que por sua vez acrescenta à felicidade e alegria do universo.

Semana 4

ANÁLISE

Nossa sociedade pode ser classificada em duas categorias: pessoas que têm muito a fazer e pessoas que não têm o que fazer. Em qual categoria você se enquadra?

Quando um amigo lhe diz que está sobrecarregado e há muita coisa acontecendo, você talvez se pergunte "Por que ele sempre se coloca nesse lugar? Por que não consegue simplesmente assumir menos responsabilidades?" Do seu ponto de vista, de fora, você tem a resposta e sabe exatamente o que fazer. Mas tudo é tão simples quando é com você?

Uma coisa talvez ajude: a semana analítica, na qual todas as responsabilidades são avaliadas com cuidados.

Durante a prática desta semana, coloque-se as seguintes questões:

Esta responsabilidade é mesmo necessária, ou eu simplesmente a assumi por hábito e sem pensar cuidadosamente a respeito?

Posso tornar essa tarefa mais fácil? É possível delegar o que precisa ser feito? Eu estou me comportando como alguém controlador, que precisa fazer tudo sozinho?

Estou sendo manipulado? (Tiranos e manipuladores estão em todos os lugares e deixam armadilhas.) Consigo evitar as armadilhas ou estou sempre caindo nelas?

É possível que eu esteja assumindo tantas responsabilidades em que as inicio, mas não as finalizo? Em vez de focar no que é necessário ou importante para mim, eu fico mandando mensagens ou conversando ao telefone, lendo manchetes, ou apenas me distraindo diante do computador ou da televisão?

Lembre-se que, durante esta semana de análise, é crucial conseguir diferenciar o que é importante do que não é, o que é sábio e o que é insensato. E você vai precisar utilizar seu senso de humor e olhar para si e para sua vida com um pouco mais de leveza.

Semana 5

GENEROSIDADE

A generosidade começa em você. Quando vejo alguém que aparenta ser muito generoso mantendo todos ao redor sob controle, começo a questionar suas intenções. Você com certeza conhece esse tipo de pessoa!

Durante a semana da generosidade, comece com a pergunta: eu sou generoso *comigo*? Quando não sou generoso? Onde estão as limitações da minha generosidade — e por quê? O que eu mais gosto em mim? O que estou desperdiçando?

Nesta semana, você deve observar de perto a generosidade, e o desperdício é o outro lado da moeda da generosidade. O que você desperdiça pode dizer muito a seu respeito e pode trazer a consciência para uma falta de generosidade que antes não era percebida. Vou lhe dar um exemplo de como o desperdício atrapalha sua generosidade: pequenas coisas podem crescer em sua mente, e você talvez não consiga se desfazer de nenhuma delas. Isso leva à confusão e a um excesso de autocrítica. A menos que seu problema tenha uma solução clara, esse tipo de pensamento é um desperdício. Seus pensamentos estão presos em você — e o que sobrou para dar aos outros?

Preciso deixar explícito que a maioria das pessoas autocentradas tem uma enorme quantidade de pequenas coisas passando por suas mentes, e a generosidade não parece caber em meio a tudo isso. Também há as pessoas que são generosas porque desejam receber algo em troca. Todas essas são características bastante comuns da humanidade. Portanto, devemos aprender a observar o que consideramos generoso e frugal em nós.

Utilize esta semana para entender o que significa ser generoso consigo e com os outros. Será ótimo se você puder se dar um presente, algo que traga felicidade. Depois, dê a alguém um presente — isso lhe trará ainda mais alegria.

Semana 6

CELEBRAÇÃO

Sempre podemos encontrar um motivo para celebrar, centenas de motivos para nos recompensar e milhares de motivos para nos sentirmos gratos. Na maioria dos países, as pessoas vivem com muito pouco, mas sempre há muitas celebrações. Quando me refiro à celebração, não estou falando de casamentos ou festas elaboradas: celebração é apenas uma efusão de alegria, gratidão, reconhecimento das coisas belas da vida.

Celebrar sempre nos faz bem, contanto que o estresse não seja uma parte da celebração. Quando celebramos, nossos pensamentos estão direcionados à alegria e à diversão. É possível fazer isso sozinho, com outra pessoa ou com todos os nossos amigos e conhecidos. Pode ser tão simples ou tão elaborado quanto você desejar — mas nenhum estresse é permitido!

Durante esta semana de celebração, pense no seguinte: o que é preciso para criar um sentimento de celebração? São as emoções positivas que nos fazem felizes. Você celebra ao usar roupas bonitas? Ao preparar belas decorações? Com flores, boa comida, vinho? O que cria, para você, o sentimento de celebração?

Quando estamos tristes, um pouco de celebração pode elevar nosso ânimo. Você não se sente melhor depois de um banho, quando coloca roupas elegantes e se arruma? Às vezes, basta arrumar uma mesa de jantar para mudar nosso humor e transformar uma simples refeição em celebração.

Aproveite esta semana para criar um sentimento de gratidão e se sentir feliz pelo que tem. Sempre que conseguir, faça de suas rotinas diárias pequenas celebrações. Alimentar os gatos? Faça uma pequena festa pela ocasião, cante para eles, dance um pouco. Você já está se sentindo melhor, não é mesmo?

Deveríamos fazer essas pequenas celebrações sempre que possível em nossa vida. Não importa onde ou com quantas pessoas. Você deveria se recompensar e agradecer ao seu corpo por tudo o que ele faz para manter sua saúde e felicidade.

Semana 7

ESPIRITUALIDADE

Você não precisa passar esta semana em um monastério ou *ashram*, nem ficar horas sentado meditando. Na verdade, não é preciso fazer nada relacionado ao exterior.

Por muitos anos, li as biografias de cristãos místicos e de ascetas indianos que tiveram a visão da iluminação. Meu interesse era descobrir o que levou espiritualidade à vida deles. Observei muitas similaridades entre os ideais de espiritualidade orientais e ocidentais e me dediquei a incorporá-los em minha rotina diária. Aqui está o que eu descobri:

Um: Há divindade em tudo, de forma que é preciso reverenciar e respeitar todas as coisas. Os místicos e videntes não diferenciavam entre ricos e pobres, educados e ignorantes.

Dois: Não importa o que você faz em sua vida física; no fundo do coração você sempre poderá se conectar com a consciência universal.

Três: Viva o aqui e o agora, e confie que o futuro vai cuidar de si mesmo. É preciso abrir mão do medo do desconhecido com um sentimento de alegria que em geral encontramos nas crianças.

Quatro: Leve suas responsabilidades a sério. Cumpra seus deveres com diligência. Não considere que nada está abaixo de você. Tudo o que você faz é direcionado à veneração do Divino e está a serviço da humanidade. Doe sem a expectativa de gratidão ou reconhecimento.

Quando leio sobre pessoas espiritualmente iluminadas, fica evidente que rituais pessoais foram cruciais para seu desenvolvimento. Talvez você possa reservar um pequeno canto em sua casa ou apartamento para esse propósito — um lugar para meditar ou praticar yoga. Decore com fotos ou estátuas que o conectem com uma divindade. Nesta semana de espiritualidade, separe um tempo para fazer algo significativo, que aproxime você do Divino.

Conclusão

FASES DA VIDA

Minutos, dias, semanas, meses, anos. Passo a passo, momento a momento, nós atravessamos as muitas fases da vida. Podemos escolher como fazer o melhor uso do nosso tempo conforme progredimos ao longo da vida, e espero que este livro tenha aberto para você um caminho a partir da proposta de tirar sete minutos todos os dias e transformá-los em uma filosofia de saúde, bem-estar e alegria que possa durar a vida toda.

Como alguém que há anos estuda yoga, observei que as fases da vida são vistas de maneiras diferentes no Oriente e no Ocidente. No Ocidente, olhamos para o lado físico da vida — isto é, de acordo com o passar do tempo e o envelhecimento. No Oriente, as fases da vida são vistas em termos de filosofia — isto é, de acordo com o crescimento espiritual.

Na visão ocidental, a primeira fase da vida é o desenvolvimento pessoal da criança, depois o desenvolvimento acadêmico do jovem adulto, em seguida o desenvolvimento familiar e profissional da vida adulta, e finalmente a merecida fase da aposentadoria, que pode durar pelo menos trinta anos. No Ocidente, uma visão filosófica da vida não ocorre, na maioria das vezes, até a aposentadoria, quando começamos a olhar para o passado.

A visão oriental das fases da visa está conectada à filosofia yogue — conforme nos desenvolvemos, haverá muitos caminhos que poderemos escolher seguir até que finalmente cheguemos ao descanso. As fases da vida não são tão demarcadas pelo desenvolvimento físico quanto pelo espiritual.

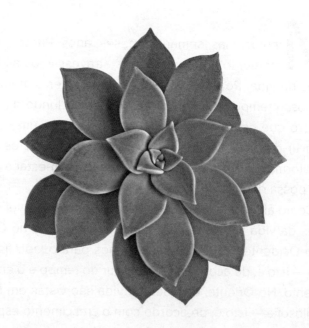

Nenhuma fase da vida deve ser mais fácil ou difícil do que outra. No Ocidente, temos a tendência de planejar o que faremos "quando nos aposentarmos"; em outras palavras, quando tivermos tempo para nós mesmos. Não deveria importar a nossa idade; faça esta pergunta *agora*: "Que padrões me disponho a abandonar?" Pense em três deles e comece a trabalhar para eliminá-los e seguir em frente.

Pense em suas forças. Faça a seguinte pergunta: "O que posso fazer com elas agora, e como elas podem me ajudar a seguir adiante?" Identifique três forças e se certifique de movimentá-las esta semana, este mês.

Crie um lema para os próximos sete anos de sua vida, um lema que resuma seus sonhos, seus desejos, sua divindade, sua alegria. Consagre-o com um ritual especial para se lembrar do que está fazendo e para onde quer ir.

CORRESPONDÊNCIAS DIÁRIAS

Dia	Planeta	Sistema corporal	Prática de yoga
Domingo	Sol	Coração e sistema circulatório	Moinho de Vento, Rotação de Braços, Rotação de Tronco, Lâmina, Árvore, Cruz de Santo André, Expansão de Tórax
Segunda-feira	Lua	Sistema linfático	Bambu, Borboleta, Arco Lateral, Caldeirão da Bruxa, Assento Giratório, Crocodilo 1, Vela 1
Terça-feira	Marte	Músculos e órgãos reprodutores masculinos	Marcha, Alongamento Lateral, Alongamento, Cadeira, Cachorro Olhando para Baixo, Pedalinho, Ponte
Quarta-feira	Mercúrio	Cérebro e sistema nervoso	Movimento Cruzado, Cruz em Pé, Movimento de Tronco, Engatinhar, Pequeno Gato, Coelho, Criança
Quinta-feira	Júpiter	Sistema digestório	Saci, Gato, Camelo, Folha, Alongamento Lateral com Apoio de Joelho, Crocodilo 2, Vela 2
Sexta-feira	Vênus	Equilíbrio e órgãos reprodutores femininos, rins, sistema adrenal	Balanço de Braços, Pêndulo, Pirâmide, Equilíbrio Lateral, Gafanhoto, Cobra, Tartaruga
Sábado	Saturno	Ossos, juntas e metabolismo	Colheita de Estrelas, Pássaro no Ninho, Flexão e Alongamento de Braços, Movimento Circular de Braços (para articulação dos ombros), Movimento de Pernas (para articulação do quadril), Vela 3, Pequeno Urso

Índice de posturas de yoga

Alongamento, 56

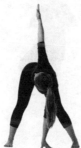

Alongamento Lateral, 55

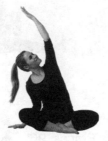

Alongamento Lateral com Apoio de Joelho, 86

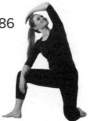

Arco Lateral, 42

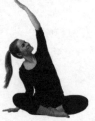

Árvore, 30

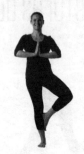

Assento Giratório, 44

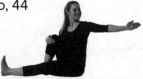

Balanço de Braços, 96

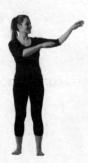

Bambu, 40

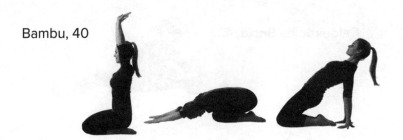

Borboleta, 41

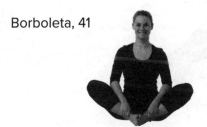

Cachorro Olhando para Baixo, 58

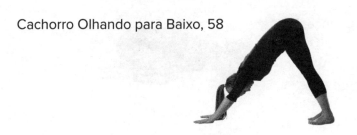

Cadeira, 57

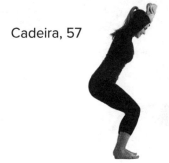

ÍNDICE DE POSTURAS DE YOGA

Caldeirão da Bruxa, 43

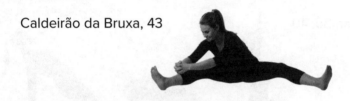

Camelo, 84

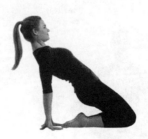

Criança, 74

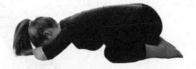

Coelho, 73

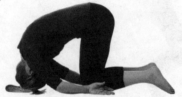

Colheita de Estrelas, 110

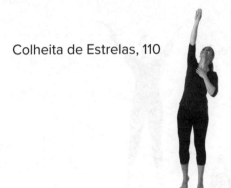

Cobra, 101

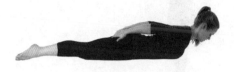

Crocodilo 1, 45

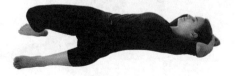

Crocodilo 2, 87

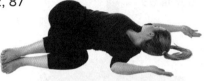

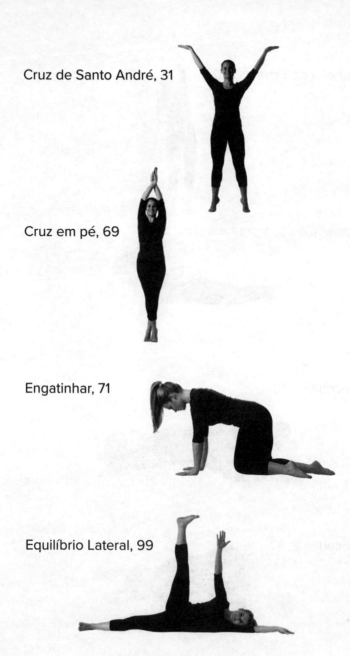

Cruz de Santo André, 31

Cruz em pé, 69

Engatinhar, 71

Equilíbrio Lateral, 99

Expansão de Tórax, 32

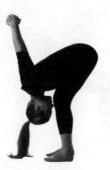

Flexão e Alongamento de Braços, 112

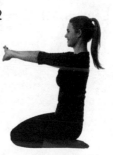

Folha, 85

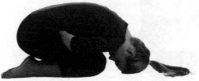

Gafanhoto, 100

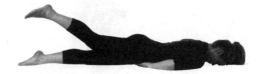

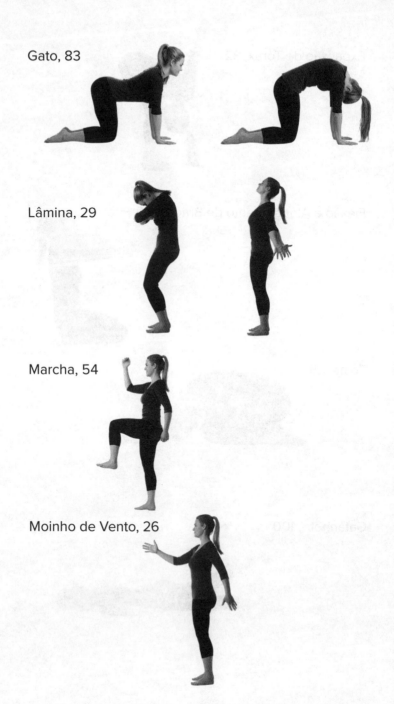

Gato, 83

Lâmina, 29

Marcha, 54

Moinho de Vento, 26

Movimento Circular de Braços
(para articulação de ombro), 113

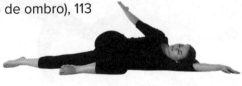

Movimento Cruzado, 68

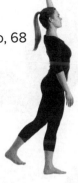
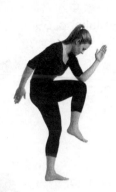

Movimento de Pernas
(para articulação do quadril), 114

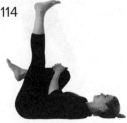

Movimento de Tronco, 70

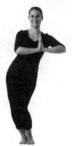

ÍNDICE DE POSTURAS DE YOGA **155**

Pássaro no Ninho, 111

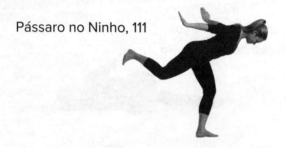

Pedalinho, 59

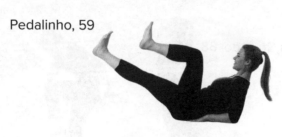

Pêndulo, 97

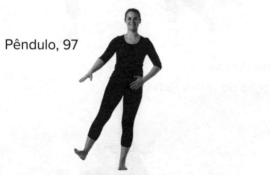

Pequeno Gato, 72

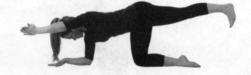

Pequeno Urso, 116

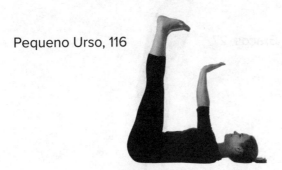

Pirâmide, 98

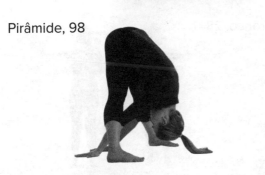

Ponte, 60

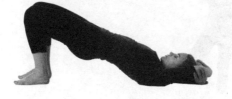

Postura Final de Descanso, 33

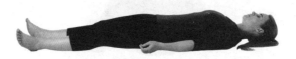

Rotação de Braços, 27

Rotação de Tronco, 28

Saci, 82

Tartaruga, 102

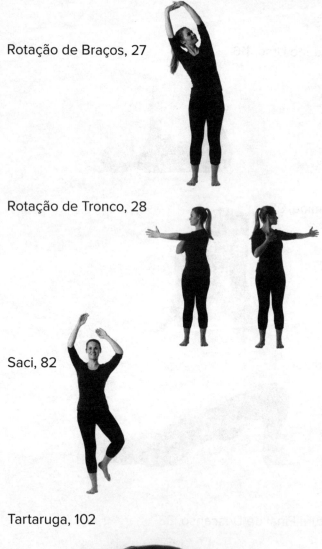

Vela 1, 46

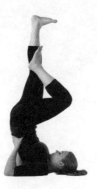

Vela 2, 88

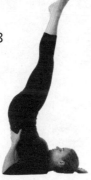

Vela 3, 115

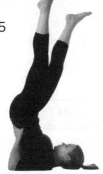

ÍNDICE DE POSTURAS DE YOGA **159**

Este livro foi composto na tipografia Proxima Nova,
em corpo 11/15,5, e impresso em
papel off-white 70 g/m^2 na Gráfica Santuário.